BEI GRIN MACHT SICH IHR WISSEN BEZAHLT

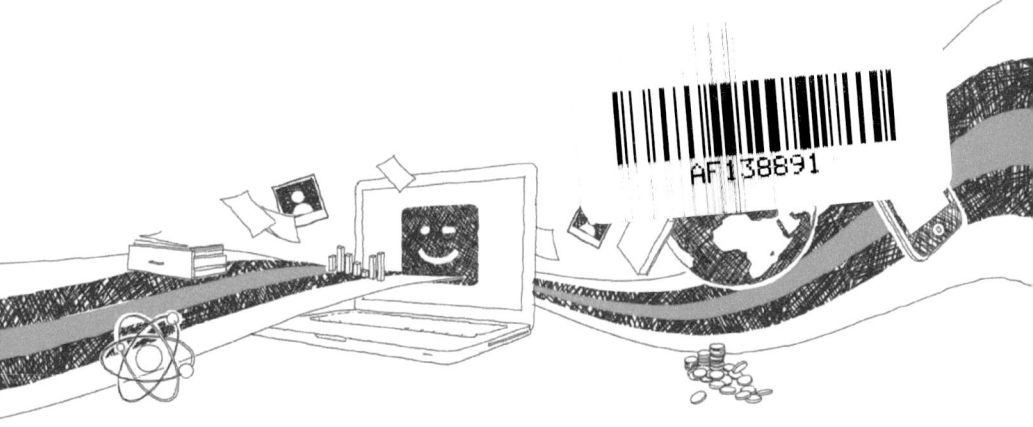

- Wir veröffentlichen Ihre Hausarbeit, Bachelor- und Masterarbeit

- Ihr eigenes eBook und Buch - weltweit in allen wichtigen Shops

- Verdienen Sie an jedem Verkauf

Jetzt bei www.GRIN.com hochladen und kostenlos publizieren

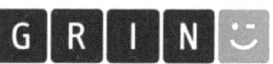

Bibliografische Information der Deutschen Nationalbibliothek:

Die Deutsche Bibliothek verzeichnet diese Publikation in der Deutschen National-bibliografie; detaillierte bibliografische Daten sind im Internet über http://dnb.d-nb.de/ abrufbar.

Coverbild: Pressmaster @Shutterstock.com

Impressum:

Copyright © 2016 GRIN Verlag, Open Publishing GmbH
Druck und Bindung: Books on Demand GmbH, Norderstedt Germany
ISBN: 9783668338869

Dieses Buch bei GRIN:

http://www.grin.com/de/e-book/344311/altersbilder-in-unserer-kultur-ein-uebungsheft-fuer-die-pflegeausbildung

Martin Herberg

Altersbilder in unserer Kultur. Ein Übungsheft für die Pflegeausbildung

GRIN Verlag

GRIN - Your knowledge has value

Der GRIN Verlag publiziert seit 1998 wissenschaftliche Arbeiten von Studenten, Hochschullehrern und anderen Akademikern als eBook und gedrucktes Buch. Die Verlagswebsite www.grin.com ist die ideale Plattform zur Veröffentlichung von Hausarbeiten, Abschlussarbeiten, wissenschaftlichen Aufsätzen, Dissertationen und Fachbüchern.

Besuchen Sie uns im Internet:

http://www.grin.com/

http://www.facebook.com/grincom

http://www.twitter.com/grin_com

Martin Herberg

Altersbilder in unserer Kultur

Ein Übungsheft für die Pflegeausbildung

Vorbemerkung

Das vorliegende Übungsheft zum Thema „Altersbilder in unserer Gesellschaft" wurde speziell für den Soziologieunterricht an Berufsschulen für Altenpflege erstellt. Der Autor, Dipl.-Soz. Dr. Martin Herberg, ist Universitätsdozent, Demenz- und Sterbebegleiter und Lehrer an verschiedenen Berufsschulen für Altenpflege.

An den Bildungszentren Elbmarsch und Hohegeest, beides Einrichtungen der AWO Schleswig-Holstein, wurde die Unterrichtseinheit über die letzten Jahre mehrmals in der hier beschriebenen Form durchgeführt, und dies mit Erfolg: Die Präsentationen der Schülerinnen und Schüler, die auf der Grundlage des Textes erstellt wurden, waren sehr inspirierend und gehaltvoll; und auch die Prüfungsfragen, wie sie am Ende des Übungshefts vorgestellt werden, haben sich in der Unterrichtspraxis bewährt.

Die vorliegende Veröffentlichung soll anderen Lehrkräften, aber auch sonstigen Interessierten einen schnellen und einfachen Einstieg in die Thematik ermöglichen.

Inhalt

1. Einleitung: Wozu dieses Übungsheft?

Das vorliegende Heft richtet sich an Lehrende und Auszubildende in der Altenpflege. Zum Unterrichtsstoff im Lernfeld 2.1 „Lebenswelten und soziale Netzwerke alter Menschen beim altenpflegerischen Handeln berücksichtigen" gehört auch die Diskussion über die Altersbilder in unserer Gesellschaft. Altersbilder haben einen Einfluss darauf, wie ältere Menschen von anderen Leuten wahrgenommen werden. Darüber hinaus haben sie auch einen Einfluss darauf, wie ältere Menschen sich selbst wahrnehmen. Teilweise sind diese Vorstellungen positiv, teilweise sind sie aber auch eher negativ gefärbt – etwa wenn das Alter vor allem mit körperlichen Einbußen, mit Vergesslichkeit oder Schwäche in Verbindung gebracht wird.

Auch in vielen institutionellen Feldern (etwa im Gesundheitssystem, in den Religionen, in der Wirtschaft und in der Politik) gibt es Altersbilder. Diese Altersbilder haben eine reale Wirkung auf die Lebenssituation und die Selbstverwirklichungsmöglichkeiten älterer Menschen. Wenn beispielsweise immer noch viele Ärzte der Meinung sind, ab einem gewissen Alter sei man nicht mehr „reha-fähig", dann führt dies dazu, dass entsprechend selten Rehabilitationsmaßnahmen für ältere Menschen beantragt werden. Oder, mit einem anderen Beispiel: Wenn Personalchefs in der Wirtschaft der Überzeugung sind, im Alter sei man weniger leistungsfähig, dann hat dies reale Auswirkungen auf die Chancen älterer Menschen auf dem Arbeitsmarkt.

Das vorliegende Übungsheft ist als Ergänzung zu den Standardlehrbüchern gedacht, die in der Pflegeausbildung verwendet werden. Auch in den Lehrbüchern wird zwar auf Altersbilder eingegangen – dies allerdings meist nur knapp und in einer recht allgemeinen Weise. Inzwischen gibt es aber so viele interessante sozialwissenschaftliche Studien zu den Altersbildern in unserer Gesellschaft, dass es schade wäre, dieses Material nicht für die Pflegeausbildung zu nutzen.

Vor allem der 6. Altenbericht der Bundesregierung von 2010 mit dem Titel „Altersbilder in der Gesellschaft" enthält viele wichtige Informationen zum Thema. Mit seinen mehr als 500 Seiten ist dieser Bericht für den Unterricht natürlich viel zu umfangreich. Genau dies ist der Grund für das vorliegende Übungsheft. Es war mein Ziel, das Thema in eine handliche Form zu bringen, mit der man gut arbeiten kann, und hierbei die wichtigsten Informationen aus dem erwähnten 6. Altenbericht der Bundesregierung mit einzubeziehen.

Das Heft ist folgendermaßen gegliedert: Zuerst wird der Begriff der Altersbilder in einer eher allgemeinen Weise definiert. Es werden einige Begriffe eingeführt und erläutert, die bei der Erforschung von Altersbildern hilfreich sind, darunter kalendarisches, biologisches und soziales Alter, Stereotyp, Vorurteil, Normen und normative Erwartungen, Altersdiskriminierung (*ageism*) sowie Fremdbild/ Selbstbild. Es folgt ein kurzer Abschnitt über Altersbilder in der Allgemeinbevölkerung. Anschließend werden Altersbilder in verschiedenen institutionellen Bereichen besprochen, nämlich Altersbilder in der Werbung, im Gesundheitssystem, in den Religionen, in der Wirtschaft und in der Politik.

Die einzelnen Abschnitte bestehen jeweils aus einigen wenigen Textseiten. Sie sind so geschrieben, dass sie sich für die Arbeit in Kleingruppen eignen. Dies könnte ungefähr so ablaufen: Jede Gruppe von 3-4 Auszubildenden bekommt einen Abschnitt zur Bearbeitung. Die Gruppen werden gebeten, das Thema ihres Abschnitts in eigenen Worten zusammenzufassen. Sie sollen die Fachbegriffe definieren, die im Text vorkommen, und sie sollen die wichtigsten Aussagen des Textes stichpunktartig zusammenfassen. Sie können auch – wenn genügend Zeit ist – im Internet nach zusätzlichen Informationen und/ oder Beispielen suchen und diese in die Präsentation mit einbauen. Die Ergebnisse werden dann der Klasse vorgestellt (evtl. als Plakataktion oder an der Tafel, oder auch mit Hilfe von Power Point). Anschließend wird alles diskutiert und vertieft.

Zusätzlich enthält das Heft Übungsaufgaben und Vorschläge für mögliche Klausurfragen von unterschiedlichem Schwierigkeitsgrad, angelehnt an die in der Pflegeausbildung übliche Methode von Prof. Dr. Kordula Schneider. Dieser Teil befindet sich am Ende des Übungshefts.

„Unser Leben ist das, wozu unser Denken es macht", sagte der römische Philosoph Marc Aurel. Dieser Satz ist heute wie damals wahr. Die Art, wie in unserer Gesellschaft über das Alter gedacht und gesprochen wird, hat reale Auswirkungen auf die Situation der älteren Menschen. Viele Probleme beginnen tatsächlich 'im Kopf'. Ein genaueres Verständnis der Altersbilder in unserer Gesellschaft kann uns helfen, Formen der Altersdiskriminierung besser zu erkennen und zu vermeiden. Es gibt seit Jahren viele Anstrengungen in diese Richtung. Als wichtige Quelle von Anregungen sei dem Leser hier die Homepage des Büros gegen Altersdiskriminierung in Köln ans Herz gelegt, die viele weiterführende Informationen enthält (www.altersdiskriminierung.de).

2. Das Alter als soziale Konstruktion

Was ist eigentlich das Alter? Ab wann ist man alt? Wodurch unterscheidet sich das Alter von den vorausgegangenen Lebensphasen? Eine eindeutige oder endgültige Antwort auf diese Fragen kann es nicht geben. Befragt man die Alterswissenschaft (= Gerontologie), so wird dort vor allem die Vielfalt des Alters betont: Je älter wir werden, desto unterschiedlicher werden wir. Mancher ist mit 70 noch genauso aktiv und engagiert wie ein 30jähriger, mancher fühlt sich bereits mit 60 alt und verbraucht. Ein Teil der Älteren leidet unter Altersarmut, gleichzeitig wird die Generation 50 plus, in Anspielung auf ihre enorme Kaufkraft, auch oft als „Generation Gold" bezeichnet. Dies alles zeigt schon, dass die Antwort auf die Frage 'was ist alt' immer auch davon abhängt, unter welchem Blickwinkel wir das Alter betrachten.

Um hier eine gewisse Orientierung zu haben, hat es sich eingebürgert, zwischen dem kalendarischen, dem biologischen und dem sozialen Alter zu unterscheiden:

- Das *kalendarische* Alter eines Menschen ist die Summe an Jahren, die er gelebt hat. Es handelt sich um ein relativ einfaches Maß, das aufgrund der eben erwähnten Vielfalt des Alters allerdings nicht viel Aussagekraft besitzt: Wie alt man sich fühlt, ist eben doch eine ganz andere Frage. In vielen institutionellen Bereichen spielt das kalendarische Alter aber eine wichtige Rolle, vor allem dann, wenn Altersgrenzen festgesetzt werden. Ein Beispiel ist die Festsetzung des Rentenalters auf 67 Jahre (vorher waren es 65 Jahre) durch die deutsche Bundesregierung im Jahr 2007.

- Das *biologische* Alter bezieht sich auf den Zustand unseres Körpers. Man kann es nicht ganz leugnen: Das Alter geht mit vielen körperlichen Veränderungen einher, bis hin zur Rückbildung der Organe (ein guter Überblick findet sich in dem Lehrbuch von Ilka Köther 2011, S. 8 ff). Wie es uns im Alter geht, ist hierdurch aber nicht vorbestimmt. Wer gesund lebt und regelmäßig trainiert, kann den biologischen Alterungsprozess verzögern. Umgekehrt können Menschen unter bestimmten Bedingungen auch vorzeitig altern. Ein Beispiel ist ein Fließbandarbeiter, der aufgrund von ungünstigen Arbeitsbedingungen mit 60 Jahren einen körperlichen Zustand aufweist, der eher dem eines 70jährigen entspricht („arbeitsbedingtes Voraltern").

- Das *soziale* Alter schließlich bezieht sich auf die Art, wie wir von anderen Menschen wahrgenommen werden. Es bezieht sich auf die Rolle, die uns von der Gesellschaft zugewiesen wird. Sozialwissenschaftler haben immer wieder gezeigt, wie relativ das Alter ist: Ein Mannequin gilt schon mit Ende 20 als alt, ein Modedesigner hingegen gilt mit 50 noch lange nicht als alt. Oft müssen wir uns ab einem gewissen Alter von bestimmten Funktionen verabschieden (Piloten, Chirurgen und Leute in vielen anderen Berufen dürfen ab einem bestimmten Alter gar nicht mehr praktizieren), manche Funktionen können wir aber auch auf unbestimmte Zeit hin fortsetzen (etwa die Tätigkeit eines Schriftstellers, Politikers, Wissenschaftlers etc.).

Soziologen bezeichnen das Alter auch als *soziale Konstruktion*. Wann man als alt gilt, ergibt sich nicht aus der Biologie. Es ist die Gesellschaft, die uns ab einem gewissen Alter bestimmte Rollen zuweist oder uns von bestimmten Rollen ausschließt. Vieles von dem, was uns selbstverständlich und „normal" erscheint, kann in anderen Gesellschaften und in anderen Epochen der Geschichte völlig anders aussehen.

Mit der Rollenverteilung zwischen Männern und Frauen verhält es sich übrigens ganz ähnlich: Auch das Geschlecht ist aus soziologischer Sicht eine soziale Konstruktion. Zweifellos gibt es biologische Unterschiede zwischen Mann und Frau. Welche Rechte Frauen haben, in welchen Berufen sie arbeiten, welche sozialen Rollen sie übernehmen, von welchen Funktionen sie ausgeschlossen werden usw., dies alles ergibt sich aber nicht aus der Biologie. Es ist die Gesellschaft, die das Geschlecht – oder das Alter – erst zu dem macht, was es ist.

In unserer Gesellschaft wird das Alter ganz unterschiedlich konstruiert und wahrgenommen. Die Gruppe der Älteren hat sich aufgefächert in die „neuen Alten", die „älteren Alten" und die „Hochbetagten". Je nach Bildung, Einkommen und Milieu- oder Schichtzugehörigkeit führen die Menschen im Alter ein ganz unterschiedliches Leben. Trotz dieser Vielfalt des Alters sehen sich ältere Menschen aber oft mit allerlei Stereotypen und Vorurteilen konfrontiert. Was ist damit gemeint?

Ein *Stereotyp* ist eine relativ starre und pauschale Meinung über die Mitglieder einer Gruppe. Stereotype treten z. B. auf als festgefahrene und stark vereinfachende Meinungen über andere Nationen („Italiener essen immer Spaghetti"), als Geschlechtsstereotype („Männer sind logisch, Frauen sind emotional"), oder eben als Altersstereotype (z.B. „Alte Menschen sind stur", „Alte Menschen sind nicht offen für Neues"). Stereotypisierungen sind oft hartnäckig und schwer zu überwinden: Wer Stereotype im Kopf hat, ist meist nicht bereit, von seiner Meinung abzurücken – und zwar selbst dann nicht, wenn seine Meinung ganz offensichtlich nicht mit der Realität übereinstimmt. Stereotypisierungen haben also ihr eigenes Beharrungsvermögen.

Mit *Vorurteilen* verhält es sich ähnlich wie mit Stereotypen. Allerdings kommt hier noch ein emotionales und abwertendes Element hinzu. Die Mitglieder der betreffenden Gruppe werden nicht nur in einer pauschalen und einseitigen Weise wahrgenommen, sie werden auch noch als minderwertig dargestellt – etwa wenn so getan wird, als wären ältere Menschen zurückgeblieben oder unterbelichtet. Dahinter stehen oft Ängste und versteckte Aggressionen. So sind Vorurteile gegenüber älteren Menschen zum Teil darauf zurückzuführen, dass man Angst hat, sich mit der Endlichkeit des eigenen Lebens auseinanderzusetzen.

Das folgende Schaubild soll helfen, das Beharrungsvermögen von Stereotypen und Vorurteilen zu veranschaulichen. Wenn unsere Erwartungen nicht zur Realität passen, wenn es also zu Diskrepanzen kommt, so wird häufig versucht, das Nicht-Passende passend zu machen. Wir spüren zwar irgendwie, dass die Realität doch anders ist, als wir es aufgrund unserer Stereotype und Vorurteile erwartet haben. Wir verdrängen dies aber. Was mit unseren Erwartungen nicht zusammenpasst, wird verleugnet oder umgedeutet (zum Beispiel wenn man denkt: alle Leute über 70 sind krank und gebrechlich – bei Frau Meier von nebenan ist das zwar nicht der Fall, aber sie ist eben die „Ausnahme").

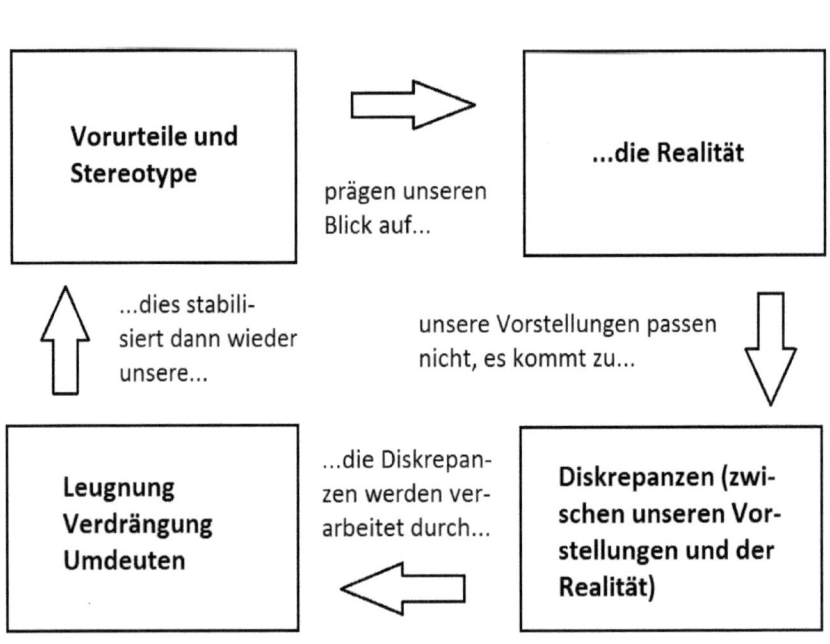

Man kann sich diesen Kreislauf, in welchem unsere Vorurteile immer wieder stabilisiert werden, auch an dem folgenden Beispiel vor Augen führen: Angenommen, jemand ist fest davon überzeugt, dass alle Italiener stehlen. Dies prägt seinen Blick auf die Realität (er macht gerade Urlaub in Italien und ist voll von Angst und düsteren Erwartungen). Allerdings: Es passiert nichts, die Italiener verhalten sich ihm gegenüber völlig korrekt. Diese Diskrepanz (= Unstimmigkeit) wird nun folgendermaßen verarbeitet: Man deutet die Situation so, dass man sich einbildet, man sei nur deshalb nicht bestohlen worden, weil man so überaus vorsichtig gewesen ist. Die Vorurteile bleiben also erhalten.

Wie der 6. Altenbericht der Bundesregierung von 2010 zeigt, gibt es in unserer Gesellschaft viele Stereotype und Vorurteile gegenüber Älteren. Häufig ist der Blick auf das höhere Alter immer noch von dem sog. Defizitmodell des Alters geprägt, demzufolge das Alter vor allem eine Zeit des Verlusts, der Schwäche und der zunehmenden Hilflosigkeit darstellt.

Solche negativen Altersbilder führen häufig zu Formen der Altersdiskriminierung („ageism"). Beispiele sind: Abwertende Ausdrücke und Formulierungen (etwa die Rede vom „alten Eisen", oder auch von der „Alterslast" unserer Gesellschaft); herablassende Verhaltensweisen Älteren gegenüber (etwa die berühmt-berüchtigte „Babysprache"); ferner die Benachteiligung Älterer auf dem Arbeitsmarkt oder auch Fälle, in denen Älteren medizinische Leistungen vorenthalten werden.

Der Begriff „ageism" wurde 1969 von dem amerikanischen Gerontologen Robert Butler in die Diskussion gebracht. Die Ähnlichkeit mit den Begriffen „racism" (Rassismus) und „sexism" (Sexismus) ist gewollt. „Ageismus" bedeutet die systematische Stereotypisierung und Diskriminierung von Menschen aufgrund ihres Alters. Teilweise finden sich solche Formen der Altersdiskriminierung in der Allgemeinbevölkerung, teilweise sind es aber auch Experten oder Mitglieder spezieller Berufsgruppen (Ärzte, Psychologen, Personalmanager), die durch ihr Verhalten ältere Menschen diskriminieren. In diesem Falle spricht man von „professional ageism".

Wenn wir Altersbilder genauer betrachten, stellen wir fest, dass sie im Grunde immer zwei Elemente miteinander verbinden: Altersbilder treffen Aussagen darüber, wie alte Menschen *sind* (wobei diese Aussagen auch falsch oder verzerrt sein können). Gleichzeitig enthalten Altersbilder immer auch Aussagen darüber, wie ältere Menschen sein *sollen*, wie sie sich zu verhalten haben, was angemessen ist und was nicht. Hier sind wir im Bereich der Normen und der normativen Erwartungen. Normen sind gesellschaftliche Verhaltensvorschriften, deren Missachtung verschiedene Arten von Sanktionen (=Strafen) zur Folge haben kann. Dies können auch 'weiche' Sanktionen sein, wie etwa strafende Blicke, gehässige Kommentare („dass der sich in seinem Alter nicht schämt") oder die Vermeidung des Kontakts zu jemand.

Die normativen Erwartungen, die die Gesellschaft an ältere Menschen richtet, beziehen sich auf viele verschiedene Lebensbereiche. Die Probleme beginnen oft schon bei der Frage, wie man sich kleiden soll: Eine ältere Dame, die starke oder schrille Farben bevorzugt, die enge Hosen trägt oder sich stark schminkt, wird in manchen Kreisen für Aufregung und kritische Kommentare sorgen (vgl. das Beispiel bei Ilka Köther 2011, S. 18).

Manchmal sind die normativen Erwartungen auch widersprüchlich: So wird von den Älteren häufig erwartet, dass sie sich mit ihrem Alter abfinden sollen, dass sie tapfer sein sollen und gesundheitliche Beeinträchtigungen oder Schmerzen ohne Klagen hinnehmen sollen. Teilweise gibt es aber auch die entgegengesetzte Erwartung, nämlich dass Ältere alles tun sollen, um ihre Situation zu verbessern, dass sie jede Art von Hilfe in Anspruch nehmen und sich am Ideal des aktiven, erfolgreichen Alterns orientieren sollen.

Wie gehen ältere Menschen mit diesen Erwartungen um? Eine hilfreiche Unterscheidung in diesem Zusammenhang ist die zwischen *Fremdbild* und *Selbstbild*. Fremdbilder sind oft von groben Vereinfachungen geprägt, von Stereotypisierungen und Vorurteilen. Das eigene Selbstbild älterer Menschen ist in der Regel viel differenzierter: Jeder Mensch kennt seine Stärken und Schwächen, sucht nach Sinn und bemüht sich, ein positives Selbstwertgefühl aufzubauen. Es wäre daher eigentlich zu erwarten, dass ältere Menschen vor allem die positiven Seiten des Alters betonen – etwa dass man gelassener wird oder dass man seine Zeit in einer sinnvollen und selbstbestimmten Weise verbringen kann.

Allerdings gibt es eine Gefahr, auf die in der gerontologischen Forschung häufig hingewiesen wird: Es kann passieren, dass ältere Menschen die negativen Stereotypisierungen, die ihnen von der Gesellschaft entgegen gebracht werden, in ihr Selbstbild übernehmen. Man bezeichnet den Prozess, der hierdurch ausgelöst wird, auch als sich-selbst erfüllende Prophezeiung: Der ältere Mensch wertet sich selbst ab und gleicht sich dem negativen Bild, das andere von ihm haben, immer mehr an. Dies betrifft u.a. auch den Umgang mit Krankheiten. Wer der festen Überzeugung ist, Unwohlsein, Schmerzen und körperliche Einschränkungen seien eine 'normale' Begleiterscheinung des Alters, der wird bei auftretenden Beschwerden seltener zum Arzt gehen als jemand, der sich vom Alter Aktivität und Lebensfreude erwartet. Er wird denken: „Diese Zipperlein gehören eben mit dazu, da kann der Arzt auch nichts machen", und er wird weniger Anstrengungen unternehmen, seine Gesundheit wiederherzustellen.

Man kann in diesem Zusammenhang das schöne Gedicht des Schriftstellers und Humoristen Erich Kästner zitieren: „Was auch immer geschieht/ Nie dürft ihr so tief sinken/ von dem Kakao, durch den man euch zieht/ auch noch zu trinken". Oft trinkt man aber leider doch davon. Vor allem jene älteren Menschen, deren Selbstwertgefühl bereits – aus welchen Gründen auch immer – beeinträchtigt ist, sind anfällig dafür, die negativen Klischees ihrer Umgebung in ihr Selbstbild zu übernehmen. Manche ältere Leute machen es sich einfach und denken: „Alt sind nur die anderen". Diese Art der Leugnung muss aber früher oder später zusammenbrechen, was in vielen Fällen einen Schock bedeutet. Eine aktive Auseinandersetzung mit dem Alter ist daher die beste Vorsorge für ein gelingendes Älterwerden.

Auch die Angehörigen verschiedener Berufe (Ärzte, Pflegekräfte, Psychologen usw.) müssen sich stärker der Aufgabe stellen, ihr Altersbild zu reflektieren, um die oben erwähnten Formen eines „professional ageism" zu überwinden. Zum Beispiel wird ein Arzt, der fest davon überzeugt ist, Schmerzen seien ein fester Bestandteil des Älterwerdens, seinen Patienten weniger gut helfen können als ein Arzt, der sich an einem positiven, fortschrittlichen Altersbild orientiert.

3. Altersbilder in der Allgemeinbevölkerung

Welche Sprichwörter fallen uns ein, wenn wir über das höhere Lebensalter nach-denken? Und vor allem: Gibt es ein Körnchen Wahrheit, das in diesen Redens-arten enthalten ist? Von Sprichwörtern kann man sicherlich nicht erwarten, dass sie den aktuellen Stand der wissenschaftlichen Erkenntnis widerspiegeln. Manche Sprichwörter sind sehr alt und stammen aus einer Zeit, die wir uns heute kaum noch vorstellen können. Dennoch haben viele Redewendungen auch heute noch ihre Gültigkeit:

- *„Was Hänschen nicht lernt, lernt Hans nimmermehr".* Den Spruch gibt es schon seit langer Zeit. Er erscheint etwas zu pessimistisch, denn heute wis-sen wir, dass man auch im Alter über große Lernpotenziale verfügt. Ganz falsch ist der Spruch aber nicht: Wer sich bereits seit seiner frühen Jugend in der Kunst des Lernens geübt hat, dem fällt dies auch im Alter viel leichter.

- *„Einen alten Baum verpflanzt man nicht".* Auch in diesem Spruch steckt viel Wahrheit – wobei der 'Boden', in dem die Menschen verwurzelt sind, vor allem aus sozialen Netzwerken besteht. Ein Ortswechsel wird im Alter insbe-sondere dann zum Problem, wenn er mit dem Verlust der bisherigen Sozial-kontakte verbunden ist.

- *„Mit dem Alter kommt der Psalter"*. Der Psalter ist die Sammlung von Psalmen (Sprüchen) in der Bibel. Gemeint ist: Im Alter wird Religion immer wichtiger. Auch dies ist nicht ganz falsch – die wachsende Anzahl von Büchern zum Thema Alter und Spiritualität belegt dies.

- *„Altwerden ist nichts für Feiglinge"*. Dieses Sprichwort stammt aus dem Englischen. Der Spruch hat einen besonderen Charme: Einerseits werden die Probleme des Alters angesprochen, gleichzeitig wird aber deutlich, dass man diese Probleme doch irgendwie meistern kann – falls man Mut hat und in der Lage ist, mit Krisen umzugehen.

Soweit einige Sprichwörter, die im Alltag oft zu hören sind. Wie kann man nun genauer ermitteln, welche Altersbilder es in der Bevölkerung gibt?

Eine häufig verwendete Methode sind Interviews und Umfragen. Die Forscher erstellen einen Fragebogen. Dieser besteht aus mehreren Aussagen zum Älterwerden, zum Beispiel: „Altwerden bedeutet, dass der Gesundheitszustand schlechter wird" oder „Im Alter kann man viele Pläne verwirklichen". Der Fragebogen wird dann an eine Anzahl von Personen verschickt mit der Bitte, zu jeder Aussage anzukreuzen, in welchem Maße sie zutrifft (etwa: „trifft genau zu", „trifft eher zu", „trifft eher nicht zu", „trifft gar nicht zu"). [1]

---

1 Die bekannteste dieser Untersuchungen ist der Deutsche Alterssurvey, der in den Jahren 1996, 2002, 2008, 2011 und 2014 durchgeführt wurde. Die jetzige Befragungswelle umfasst 10'000 Befragte.

Anhand der Antworten kann man dann erkennen, ob die Teilnehmer der Befragung ein positives oder ein negatives Altersbild haben. Es handelt sich also um eine Art „Stimmungsbarometer" – man erhält einen Eindruck, wie das Älterwerden von den Menschen in der Bevölkerung bewertet wird.

Beispiele für Aussagen, die in statistischen Befragungen verwendet werden	
Aussagen, die auf ein negatives Altersbild hinweisen:	Aussagen, die auf ein positives Altersbild hinweisen:
• „Im Alter wird man nicht mehr gebraucht". • „Im Alter wird man krank". • „Alte Menschen sind oft stur". • „Alte Menschen interessieren sich meist nur für sich selber".	• „Im Alter kann man viele Ideen verwirklichen." • „Man profitiert von seiner Lebenserfahrung." • „Im Alter wird man gelassener". • „Im Alter hat man Zeit, sich zu engagieren".

Besonders interessant wird es, wenn man zusätzlich noch andere Daten abfragt, etwa die Bildungsabschlüsse der Befragten, ihren Familienstand oder ihr kalendarisches Alter. Man kann außerdem noch nach dem Gesundheitszustand der Teilnehmer fragen, nach ihrer Lebenszufriedenheit oder nach der Anzahl ihrer Sozialkontakte. Auf diese Weise erfährt man, wovon es abhängt, ob eine Person das Alter eher positiv oder negativ sieht. Hier einige Ergebnisse der Forschung:

- *Je mehr Bildung eine Person hat, desto positiver ist ihr Altersbild.* Bei diesem „Bildungseffekt" kommen mehrere Faktoren zusammen. Menschen mit höheren Bildungsabschlüssen definieren sich oft nicht so sehr über ihre körperliche Fitness, sondern vor allem über ihre geistige Beweglichkeit. Sie sind optimistisch, dass ihre geistige Frische – wenn man den Verstand nur genügend trainiert – auch im Alter erhalten bleibt. Sicherlich spielt hierbei auch das Einkommen eine wichtige Rolle. Menschen mit höheren Bildungsabschlüssen haben in der Regel auch größere finanzielle Ressourcen. Auch dieses finanzielle Polster trägt dazu bei, dass Leute mit höheren Bildungsabschlüssen dem Älterwerden optimistisch entgegen sehen.

- *Kinder und Jugendliche haben oft ein negatives Bild vom Alter.* Die Verfasser des 6. Altenberichts der Bundesregierung sehen hierin ein großes Problem (vgl. BMFSJF 2010, S. 130). Der Blick der Jüngeren auf die Älteren ist zwar nicht durchweg negativ. Den Älteren werden Merkmale wie „ordentlich", „pflichtbewusst" und „zuverlässig" zugeordnet. Gleichzeitig werden die Älteren aber doch oft als intolerant und egoistisch beschrieben. Immerhin werden die Altersbilder der Jugendlichen positiver, sobald sie selber etwas älter werden. Im Übrigen haben Jugendliche, die in ihrer Familie oder auch aufgrund ihres Berufs mehr mit Älteren zu tun haben, insgesamt ein positiveres Altersbild als ihre Altersgenossen.

- *Im Osten herrscht ein negativeres Altersbild als im Westen.* Wer heute über 70 ist und in der ehemaligen DDR gelebt hat, hat noch einen Großteil seines Erwerbslebens im Sozialismus verbracht. Die Wende im Jahr 1989/90 wurde von den Menschen nicht nur als Befreiung erlebt – für viele bedeutete die Wende auch, dass ihre gesamte bisherige Lebensleistung entwertet worden ist. Zum Beispiel haben die Arbeiter erlebt, wie ihre ehemaligen Betriebe ge- schlossen wurden, und die Beamten haben miterlebt, wie 'ihr' Staat auf dem Müllhaufen der Geschichte gelandet ist. Negativ gefärbt werden die Alters- bilder der Menschen im Osten wohl auch durch die Tatsache, dass die Renten dort bis heute niedriger sind als die Renten im Westen.

- *Soziale Netzwerke und Religion wirken sich positiv aus.* Menschen, die in einer festen Partnerschaft leben, blicken dem Alter positiver entgegen als Alleinstehende. Allerdings müssen es nicht immer Paarbeziehungen sein, die uns Rückhalt geben: Auch enge Freundschaften wirken sich positiv auf die Al- tersselbstbilder der Menschen aus. Kulturelle Aktivitäten (zum Beispiel Vorträ- ge, Volkshochschulkurse, Theater- und Museumsbesuche) sind ebenfalls eine wichtige Quelle von Lebensfreude. Besonders hervorzuheben ist der Faktor Religion – auch die Religion scheint ein wichtiger Schutzmantel zu sein, der die

Menschen vor einer pessimistischen Sicht auf das Alter bewahrt (vgl. hierzu unten, Abschnitt 6).

- **Menschen mit positiven Altersbildern sind gesünder.** Diese Beobachtung führt zurück zu dem oben erwähnten Mechanismus der „sich-selbst-erfüllenden Prophezeiung": Wer dem Alter positiv gegenübersteht, wird mehr für seine Gesundheit tun und ein aktiveres Leben führen als jemand, dessen Altersbild eher negativ geprägt ist. Personen, die dem eigenen Alter neugierig und optimistisch gegenüberstehen, altern anders als Personen, die das Alter vor allem mit Verlusten in Verbindung bringen. Wenn heute so oft von der „Kraft des positiven Denkens" die Rede ist, dann ist das also nicht nur Hokuspokus: Es gibt diese Kraft des positiven Denkens tatsächlich. Manche Forscher haben sogar statistisch nachgewiesen, dass ein positiver Blick auf das eigene Alter sich in zusätzlichen Lebensjahren auszahlt – wer das Alter genießen möchte, tut auch mehr für sich und wird deutlich älter als andere.

So weit einige Ergebnisse der Forschung. Eine Massenbefragung wie der Deutsche Alterssurvey hat natürlich auch ihre Grenzen. Es werden Fragebögen mit vorgefertigten Aussagen zum Alter verwendet. Die Befragten haben nicht die Möglichkeit, etwas über sich zu erzählen oder in ihren eigenen Worten zu sagen, was ihnen wichtig ist, worin ihre Wünsche und Befürchtungen bestehen. Hierzu wäre eine ganz andere Art von Untersuchungen nötig, nämlich eine Form der Untersuchung, bei der die Forscher sich für die einzelnen Befragten Zeit nehmen und ihnen zuhören (Stichwort „qualitative Forschung", „Biographieforschung").

Wie die Ergebnisse einer solchen, eher offen angelegten Befragung aussehen könnten, lässt sich nur vermuten. Wahrscheinlich würde man schnell feststellen, dass die Altersbilder der Menschen stark von ihrer Schichtzugehörigkeit geprägt sind – wobei man hier ganz grob die drei Schichten Arbeiterschicht, Mittelschicht und Oberschicht unterscheiden kann.

Zu erwarten ist, dass die *Arbeiter* sich insgesamt sehr stark am Bild des bescheidenen, genügsamen und duldsamen älteren Menschen orientieren. Ihnen ist vor allem wichtig, niemandem zur Last zu fallen.

In der *Mittelschicht* sieht dies wohl etwas anders aus. Die Interessen und Gespräche der Leute kreisen hier – so die Vermutung – stärker als bei den Arbeitern um „kulturelle" Themen, darunter Literatur, Kunst, andere Länder etc. Auch haben die Leute oft ein größeres Vermögen als die Mitglieder der Arbeiterschicht. Viele wollen das Alter nutzen, um interessante Reisen zu unternehmen und sich weiterzubilden. Das Alter ist für sie also eine Phase der Persönlichkeitsentwicklung und der Selbstverwirklichung.

Wieder anders verhält es sich bei den Mitgliedern der *Oberschicht*. Hier finden sich viele Leute, die sich für die „Elite" der Gesellschaft halten. Mancher erfolgreiche Politiker, Unternehmer oder Wissenschaftler schreibt im Alter seine Memoiren, und viele halten auch Vorträge und Vorlesungen, um ihr Wissen weiterzugeben. Für sie ist das Alter die Krönung ihrer gesellschaftlichen Bedeutung und die Abrundung ihres Lebenswerks.

Soziologisch kann man auch sagen: Die Leute aus den unterschiedlichen Schichten und Milieus haben einen unterschiedlichen *Habitus*. Der Begriff „Habitus" stammt von dem französischen Soziologen Pierre Bourdieu. Sein Buch „Die feinen Unterschiede" gilt bis heute als Klassiker der Erforschung unterschiedlicher Lebensstile. Als „Habitus" bezeichnet Bourdieu ein bestimmtes Muster des Denkens, Wahrnehmens und Fühlens, das für die Mitglieder einer bestimmten Schicht oder Klasse typisch ist.

Jede soziale Schicht oder Klasse hat ihren eigenen Habitus. Der Habitus prägt die Art, wie wir uns kleiden. Er prägt die Weise, wie wir unsere Wohnung einrichten, er prägt unseren Musikgeschmack und unseren gesamten Lebensstil. Die Interessen und auch der Geschmack der Menschen in den verschiedenen Schichten sind unterschiedlich – bei den Arbeitern kommt es vor allem darauf an, ob etwas „nützlich" ist, in der Mittelschicht steht Bildung mehr in Vordergrund, und in der Oberschicht wird großer Wert darauf gelegt, sich von den „einfachen" Menschen zu unterscheiden.

In vielen Büchern zur Lebenssituation älterer Menschen werden diese Schicht- und Milieuunterschiede kaum besprochen. Aber alle Pflegefachkräfte – vor allem, wenn sie im ambulanten Dienst arbeiten – wissen natürlich, dass es sie gibt. Oft erlebt man an ein und demselben Tag sogar mehrere, ganz unterschiedliche Sozialmilieus. Je nachdem, in welchem Stadtteil oder in welcher Straße man sich gerade befindet, sind die Sorgen und Nöte der Menschen ganz andere, und auch der Tonfall, in dem miteinander gesprochen wird, ist ein anderer (bei den Arbeitern oft eher handfest und kameradschaftlich, in der Mittelschicht oft viel formeller und manchmal auch etwas 'gekünstelt').

Als Pflegefachkräfte müssen wir diese soziologische Vielfalt des Alters immer mit im Blick haben. Vor allem, wenn wir Beratungsfunktionen übernehmen und bspw. Empfehlungen zur Aktivierung geben oder zur Kompensation bestimmter Beeinträchtigungen, müssen wir darauf achten, dass diese Empfehlungen auf die Menschen in ihrer jeweiligen Umgebung abgestimmt sind. Das Prinzip der „kultursensiblen Altenpflege" beginnt daher nicht erst dort, wo wir uns um Menschen mit Migrationshintergrund kümmern. Auch unsere eigene Gesellschaft besteht aus einer Vielzahl von Kulturen, Milieus und unterschiedlichen Lebensstilen, die sich von unserem eigenen Herkunftsmilieu erheblich unterscheiden können.

4. Altersbilder in der Werbung

Es besteht kein Zweifel: Die Medien – also Fernsehen, Zeitung, Internet – haben einen großen Einfluss darauf, wie wir die Welt wahrnehmen. Neben dem Wissen, das wir durch eigene Erfahrung erwerben, gibt es auch eine Fülle von Informationen, die wir gewissermaßen aus 'zweiter Hand' beziehen. Zusammen mit der Information wird immer auch eine Bewertung mitgeliefert, und viele dieser Bewertungen übernehmen wir, ohne uns dessen bewusst zu sein.

Wenn wir uns mit den Altersbildern der Gesellschaft befassen, lohnt sich daher auch ein Blick auf die Medien, vor allem auf die Darstellungen in der Werbung. Die Werbung ist zwar nicht unbedingt eine Quelle von sachlichen Informationen. Jeder weiß, dass Werbung uns beeinflussen soll. Aber dieses Wissen hilft nicht. Man kann sich dem Einfluss der Werbung kaum entziehen.

Vor allem die visuellen Darstellungen der Werbung beeinflussen uns stärker, als wir glauben: Bilder werden sehr schnell aufgenommen. Sie sind, wie es so schön heißt, „schnelle Schüsse ins Gehirn". Bilder werden oft nicht so kritisch betrachtet wie Texte. Sie unterliegen keiner so großen gedanklichen Kontrolle und haben einen starken Einfluss auf unser Unbewusstes.

Die Frage lautet also: Wie werden ältere Menschen in der Werbung dargestellt? In welchen Rollen treten sie auf? Welche Bilder von sympathischen alten Menschen gibt es in der Werbung, und welche Merkmale des Alters werden eher als unsympathisch, als abstoßend und hässlich dargestellt?

Grundsätzlich kann man sagen, dass die Werbung sowohl einen negativen, als auch einen positiven Einfluss auf die Altersbilder der Gesellschaft haben kann. Negativ ist der Einfluss der Werbung, wenn ältere Menschen als inkompetent, unattraktiv, einsam oder verbittert dargestellt werden. Es kommt zur *Klischeeverfestigung*: Negative Altersstereotype werden hierbei durch die Werbung verstärkt. Wenn beispielsweise ältere Menschen immer nur einsam auf einer Parkbank sitzend dargestellt werden, dann erzeugt das beim Betrachter negative Assoziationen und ein Gefühl der Trostlosigkeit.

Teilweise werden solche negativen Bilder des Alters auch gezielt eingesetzt, um die Bevölkerung wachzurütteln. So startete die Evangelische Kirche zusammen mit dem Diakonischen Werk 2003 eine Kampagne, um auf Missstände in der Pflege aufmerksam zu machen. Auf großformatigen Plakaten werden Gesichter von deprimiert aussehenden alten Menschen gezeigt, versehen mit den Überschriften „Denk an mich", Sprich mit mir", „Bete mit mir", „Berühre mich". Wie die Leiter der Kampagne erläutern, sollen diese Bilder dazu beitragen, die Probleme des Alters sichtbar zu machen und sie wieder stärker in die Diskussion bringen.

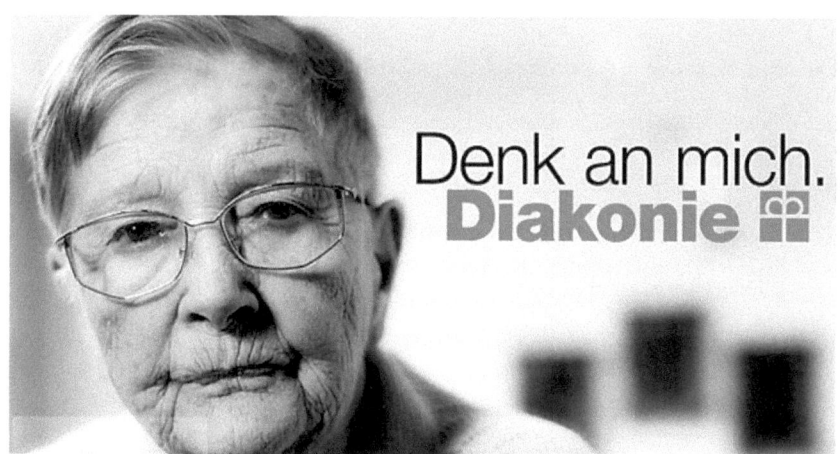

Nun ist die Kampagne sicher gut gemeint. Wenn man sich die Bilder genauer ansieht, so erscheint es aber fraglich, ob hier tatsächlich etwas Gutes bewirkt wird. Die Bilder sollen an unser Mitleid appellieren – aber ist es wirklich das, was ältere Menschen wollen? Eine Kampagne wie diese lebt davon, dass das Alter nur von seiner negativen Seite gezeigt wird. Die herrschenden Vorurteile und Stereotype werden hierdurch verstärkt.

Man kann bei der Analyse der Bilder dieser Kampagne noch einen Schritt weitergehen und fragen, ob es ein Schema oder Vorbild gibt, an dem die Bilder sich orientiert haben. Man wird auf der Suche nach einem solchen Schema früher oder später auf Plakate aus dem Bereich des Tierschutzes stoßen, auf denen Tiere mit traurigen Augen zu sehen sind, denen Worte in den Mund gelegt werden wie „Ich habe Hunger", „Ich brauche Dich" oder „Bello sucht ein neues Zuhause" usw. Durch den Vergleich mit solchen Tierbildern wird eigentlich erst richtig deutlich, wie diskriminierend und menschenverachtend die Kampagne der Diakonie in

Wirklichkeit ist – auch wenn dies von den Urhebern gewiss nicht beabsichtigt war.

Die alten Menschen suchen ja nicht – und darin besteht der Unterschied zu den herrenlosen Hunden – irgendjemand, eine beliebige Person, die ihnen etwas Liebe oder Aufmerksamkeit gibt. Vielmehr haben die meisten älteren Menschen (so wie jeder normale Mensch ja auch) bei der Auswahl ihrer Bezugspersonen ihren eigenen Willen; und meist sind es Verwandte oder Freunde von früher, die wichtige Bezugspersonen darstellen, und nicht irgendein beliebiger Passant.

Diese Interpretation mag manchem Leser etwas weit her geholt erscheinen. Ob sie „wahr" oder „falsch" ist, sei hier dahingestellt. Bei vielen anderen Beispielen aus der Werbung wird man sich sehr viel schneller darüber verständigen können, dass es sich um eine Form der Altersdiskriminierung handelt. So wie es in der Werbung ja auch immer Formen von Sexismus und Rassismus gegeben hat, so gibt es leider auch vielfältige Formen der Verunglimpfung älterer Menschen. [2]

Ein Beispiel ist die Darstellung eines besonders 'dummen' Alten in der Anzeige einer Versicherung mit dem Spruch: „Erst waren meine Zähne weg, dann die Ersparnisse" (vgl. BMFSJF 2010, S. 234). Teilweise werden Ältere in der Werbung auch eingesetzt, um zu zeigen, dass ein bestimmtes Produkt besonders einfach zu

---

2 Es ist interessant, hier einen kleinen Seitenblick auf das Thema „Rassismus in der Werbung" zu werfen. In den USA war dies lange Zeit ein Problem: Menschen mit schwarzer Hautfarbe wurden dort bis in die 1960er Jahre immer nur in dienender Funktion gezeigt, zum Beispiel als Köchin oder als Butler. Diese einseitige Darstellung hat viel Kritik ausgelöst. Inzwischen ist dies anders: Schwarze Mitbürger werden auch als Ärzte, Lehrer, Politiker etc. gezeigt.

bedienen ist – dass es also kinderleicht zu handhaben oder besonders 'idiotensicher' ist. Ein Anbieter von Computer-Software ist hier recht unangenehm in Erscheinung getreten, als er die Anwendung seiner Produkte als „greiseneinfach" beschrieben hat.

Ebenfalls diskriminierend ist die sog. *alterskontrastive* Werbung. Gemeint ist, dass die älteren Menschen hier eigentlich nicht ernst genommen werden. Sie werden nur als Kontrast verwendet, um die Jugendlichkeit eines Produkts hervorzuheben. Ein besonders extremes Beispiel stammt von der Automarke Mercedes. In dem Spot werden verschiedene Szenen zwischen Vater und Sohn gezeigt. Die erste Szene spielt in den 1970er Jahren. Der Mercedes des Vaters ist ein Modell aus dieser Zeit. Der Sohn ist noch ein Kind. Er fragt den Vater „Darf ich fahren?" und erhält natürlich die Antwort: „Du bist zu jung". Die letzte Szene spielt in der Gegenwart. Der Sohn ist erwachsen und fährt das neueste Modell von Mercedes. Sein Vater möchte auch gern fahren, erhält aber die Antwort „Dafür bist du zu alt".

Der Werbespot stieß auf derart große Kritik, dass Mercedes ihn recht schnell wieder aus dem Verkehr gezogen hat (man findet ihn aber noch auf youtube). Kurz gesagt: Bei alterskontrastiver Werbung sind die älteren Menschen nur ein Kontrast – und zwar ein negativer Kontrast. Sie werden nur vorgeführt, um zu zeigen, für welche Personen das Produkt sich angeblich nicht eignet: Es eignet sich nicht für Ältere (etwa weil sie nicht damit umgehen können, oder weil sie sich lächerlich machen würden).

Umgekehrt kann der Einfluss der Werbung auf die Altersbilder der Gesellschaft aber auch positiv sein: Wenn Ältere bei aufregenden und abenteuerlichen Aktivitäten gezeigt werden, dann entsteht beim Betrachter ein Gefühl für das, was auch im fortgeschrittenen Alter noch alles möglich ist.

Ältere müssen nicht einsam auf einer Parkbank sitzend dargestellt werden, sie können auch bei interessanten und aufregenden Aktivitäten gezeigt werden. Viele Menschen suchen auch im Alter nach Abenteuern: Manche entdecken das Klettern für sich, andere erheben sich mit einem Gleitschirm in die Lüfte. Viele ältere Herren erfüllen sich einen Jugendtraum und kaufen sich ein Motorrad. Werbung, die solche Bilder aufgreift, trägt dazu bei, unsere Klischees vom Älterwerden aufzulockern. Bisher sind solche Bilder in der Werbung allerdings eher die Ausnahme.

Ein interessanter Versuch, das Alter neu zu definieren, ist die Werbekampagne „pro age" von dem Kosmetikhersteller Dove. Die Wortschöpfung „pro age" ist der Gegenbegriff zu „anti-aging". Der eher negative Begriff „anti-aging" bezieht sich auf Produkte, die helfen sollen, Falten und andere Merkmale des Alters zu bekämpfen. Dieser Kampf gegen das Alter wird von vielen Frauen in unserer Gesellschaft geführt – und von der Werbung werden sie immer weiter dazu angestachelt (wobei auch oft Ängste geschürt werden). Die „pro age" Kampagne von Dove ist anders. Das Alter wird hier als etwas darstellt, das seine eigene Schönheit hat. Das Alter soll nicht bekämpft werden, sondern es soll 'veredelt' werden. Weiße Haare und Falten können auch attraktiv sein – so die Botschaft –, und durch die Produkte von Dove sollen Frauen dabei unterstützt werden, in einer Weise zu altern, die ihre Individualität unterstreicht. Der alternde Körper wird hier selbstbewusst zur Schau gestellt.

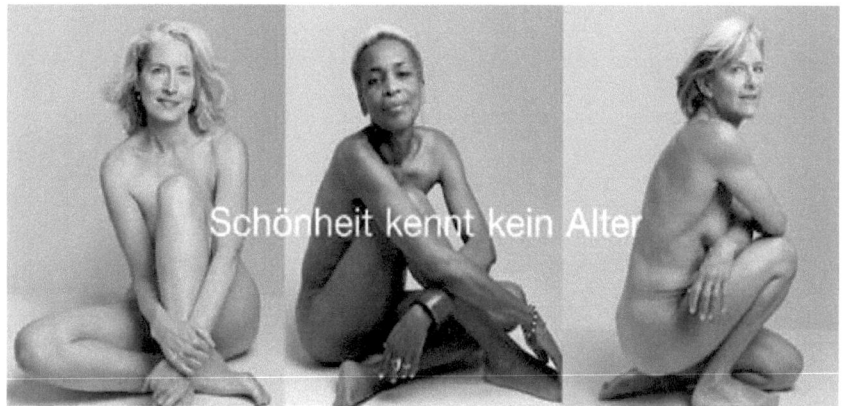

In ihrer Doktorarbeit „Grau oder Großartig" (2013) untersucht Linda Boos verschiedene Rollen, in denen ältere Menschen in der Werbung dargestellt werden. Ergebnis: Die Zahl der Rollen, die den Älteren von der Werbung zugedacht wird, ist recht überschaubar. Insgesamt ist die Werbung weit davon entfernt, uns einen Eindruck von der Vielfalt des Alters zu vermitteln. Zu den stereotypen Rollen, in denen Ältere in der Werbung auftreten, zählen vor allem die folgenden vier:

- ***Ältere Menschen, die Gebrechen oder Krankheiten haben.*** In dieser Rolle treten ältere Menschen in der Werbung am häufigsten auf. Beispiele sind Werbeanzeigen für Badewannen-Einsteighilfen, für Treppenlifte, Medikamente und für Inkontinenzhilfen. Es ist daher keine Überraschung, dass ältere Menschen sich in Umfragen immer wieder über die Darstellung ihrer Altersgruppe in der Werbung beklagen. Die Darstellung als hilfsbedürftig ist viel zu einseitig: Ältere Menschen kaufen auch ganz andere Produkte – beispielsweise sind sie eine der wichtigsten Käufer-Gruppen für die Automobilindustrie und für die Tourismusbranche (in dieser Funktion werden sie von der Werbung aber nur selten gezeigt).

- *Die liebe Oma.* Die ältere Frau wird hier oft mit einer Kittelschürze präsentiert. Sie ist fröhlich und steht in der Küche. Meist ist sie auch etwas dicklich. Die Enkelkinder lieben sie vor allem wegen ihrer Koch- und Backkünste. Bilder wie diese sollen nostalgische Gefühle wecken und Erinnerungen an die gute alte Zeit wachrufen. Es wird so getan, als sei die ältere Frau noch ein Überbleibsel aus der Vergangenheit, im Grunde eine Figur aus dem Museum für Heimatkunde.

- *Der närrische Alte oder Clown.* Auch diese Art von Werbung ist diskriminierend. Meist werden die Älteren hier nur eingesetzt, um beim Betrachter Aufmerksamkeit zu wecken. Ein Beispiel ist der alte Alm-Öhi (oder Bauer aus den Alpen), der mit moderner Kleidung und einer verspiegelten Sonnenbrille, aber einem langen weißen Bart ein Produkt von Milka anpreist – und zwar mit den Worten (im tiefsten Schweizer Dialekt): „It's cool man!". Andere Beispiele sind Alte, die Luftsprünge ausführen, Skateboard fahren oder mit einem Irokesenschnitt herum laufen.

- **_Der ältere Herr als Experte._** Dieses Stereotyp wird oft von der Versicherungsbranche bedient. Es wird ein gut situierter älterer Herr gezeigt, der uns eine bestimmte Versicherung empfiehlt. Sein Aussehen soll seriös wirken; seine grauen Haare sind hier ein Zeichen für Lebenserfahrung. Manchmal findet sich dieses Muster auch in der Zigarettenwerbung, und auch der Brillenhersteller Fielmann setzt dieses Muster ein (auf die Frage, was er in seinem Leben anders machen würde, antwortet ein älterer Herr: „Ich würde gleich von Anfang an eine Brille von Fielmann kaufen"). Hier wird das Alter übertrieben positiv dargestellt.

Wie der Überblick zeigt, ist die Darstellung des Alters in der Werbung sehr stark von Stereotypisierungen geprägt. Zwar ist nicht jede Darstellung Älterer in der Werbung diskriminierend, man vermisst aber doch einen Blick auf die Vielfalt des Alters. Auch der ganz normale ältere Herr oder die Dame 'von nebenan' kommen in der Werbung nur selten vor. Es fehlen Bilder von Älteren, die ebenso kompetent mit moderner Technik umgehen können wie Jüngere, und es fehlen Ältere, die interessanten und aufregenden Aktivitäten nachgehen.

5. Altersbilder von Ärzten

Wie steht es mit den Altersbildern in den Gesundheitsberufen? Befragt man Ärzte nach ihren Vorstellungen vom Alter, so fällt die Antwort zunächst meist recht positiv aus. Die meisten Ärzte kennen Menschen jenseits der 80, die noch sehr fit und rüstig sind, und sie freuen sich auch darüber. Dennoch gibt es hier große Probleme. Fünf Bereiche werden von den Experten des 6. Altenberichts der Bundesregierung erwähnt, nämlich:

- die Weise, wie Ärzte mit älteren Patientinnen oder Patienten reden,

- die Behandlung akuter Krankheiten, die oft nicht in derselben Gründlichkeit erfolgt wie bei Jüngeren,

- der Bereich der Prävention,

- die Rehabilitation älterer Patienten (etwa nach einem Schlaganfall oder einem schweren Sturz), sowie

- der Bereich der Palliativversorgung (also die Versorgung in der letzten Phase des Lebens, meist im Endstadium einer tödlichen Krankheit).

Dass ältere Menschen eigentlich mit derselben Sorgfalt behandelt werden sollten wie jüngere, ergibt sich rein rechtlich schon aus dem deutschen Grundgesetz. In Artikel 1 heißt es „Die Würde des Menschen ist unantastbar", und in Artikel 3 steht: „Alle Menschen sind vor dem Gesetz gleich". Auch die Berufsethik der Ärzteschaft verlangt, dass ältere Menschen mit aller erforderlichen Sorgfalt behandelt werden müssen. In der Praxis ist dies leider nicht immer der Fall.

a) Probleme im Bereich der Kommunikation

Eine vertrauensvolle Kommunikation zwischen Arzt und Patient ist die Grundlage für den gesamten medizinischen Behandlungsprozess. Bereits an dieser Stelle sind allerdings viele Defizite festzustellen. Der Gesundheitsexperte Professor Gerd Glaeske sagt hierzu: „Ich bin überzeugt, dass ältere Menschen deshalb schlechter und nachlässiger behandelt werden, weil manche Ärzte sie als störend für den Ablauf ihrer Praxis empfinden. Sie brauchen zu lange, um ihre Beschwerden zu schildern, es dauert zu lange, bis sie alles aufgezählt haben, was sie plagt" (zit. nach Biermann 2009, S. 34).

In den Gesprächen mit älteren Patientinnen und Patienten zeigen Ärzte oft ganz offen ihre Ungeduld. Häufig werden die älteren Patienten auch mit oberflächlichen Sprüchen vertröstet, zum Beispiel: „Da kann man nichts machen, das liegt am Alter" oder „Was wollen Sie denn, Sie haben doch schon ein schönes Alter erreicht". Oft ist das Gesprächsverhalten der Ärzte nicht nur ungeduldig, sondern autoritär: Es wird einfach eine bestimmte Behandlung festgesetzt, ohne diese zu erläutern oder mit dem Patienten zu besprechen.

Häufig ist auch zu beobachten, dass Ärzte einfach über den Kopf eines älteren Patienten hinweg mit dessen Angehörigen sprechen – als wäre der Patient gar nicht mit im Raum. Das folgende Beispiel ist kein Einzelfall:

„Der 80jährige Werner B. klagte über krampfartige Schmerzen im Bauchbereich und seine Tochter brachte ihn in die Notaufnahme des Krankenhauses. Sie blieb bei der Untersuchung des Arztes bei ihrem Vater, musste sich aber sehr beherrschen, als sie erlebte, wie ruppig der Arzt mit ihrem Vater umging. Es dauerte ihm zu lange, bis der Vater seine Beschwerden geschildert hatte. Irgendwann ignorierte er den alten Mann einfach und sprach über ihn hinweg nur noch mit der Tochter. Als die Tochter den Arzt immer wieder aufforderte, den Vater mit einzubeziehen, wurde er ungeduldig, meinte nur, er habe nicht so viel Zeit, und beendete die Konsultation eilig“ (aus: Biermann 2009, S. 98).

Offenbar denken viele Ärzte, sie könnten Zeit sparen, wenn sie die Kommunikation mit den Patienten in einem großen Tempo hinter sich bringen. Diese Rechnung geht aber nicht auf: Wenn der Arzt sich bei der Anamnese nicht die nötige Zeit nimmt, dann fehlen ihm anschließend die Informationen, die für eine vernünftige Behandlung notwendig wären.

b) Probleme im Bereich der kurativen Behandlung.

In der Politik wird immer wieder darüber diskutiert, ob man den Zugang zu medizinischen Leistungen für ältere Menschen „rationieren" (= einschränken) sollte, um Kosten zu sparen. Im britischen Gesundheitssystem gibt es das bereits. Wer dort im Alter von über 60 Jahren an den Nieren erkrankt, erhält keine Dialyse mehr. In Deutschland sind solche Altersgrenzen bisher nicht festgesetzt worden.

Dennoch weisen die Experten des 6. Altersberichts der deutschen Bundesregierung darauf hin, dass ältere und jüngere Patienten ungleich behandelt werden (BFSJF 2010, S. 311). Dies wird auch daran sichtbar, dass mit steigendem Alter immer weniger Überweisungen an Spezialisten und Fachärzte vorgenommen werden. Offenbar sind die Ärzte bei älteren Patienten oft der Meinung, eine aufwendige oder teure Behandlung lohne sich nicht mehr.

Wissenschaftliche Studien zeigen: Es gibt hier ein klares Muster der medizinischen Ungleichbehandlung. Im mittleren Alter werden viele Anstrengungen unternommen, um den Menschen zu helfen. Je älter man wird, desto weniger Anstrengungen unternehmen die Ärzte. Die Soziologieprofessorin Hilke Brockmann hat in einer statistischen Großuntersuchung 430.000 Krankenakten von Herzinfarktpatienten analysiert. Ihr Ergebnis: Für ältere Menschen wird deutlich weniger Geld ausgegeben als für jüngere, auch wenn die Krankheiten dieselben sind (vgl. Brockmann 2002).

Kritiker sprechen in diesem Zusammenhang von einer „verdeckten Rationie-rung". Von Rechts wegen sollen ältere Menschen genauso gründlich behandelt werden wie Jüngere. Dies ist in der Praxis leider oft nicht der Fall – es besteht eine große Kluft zwischen den Forderungen des Gesetzes und der Realität. Offen aus-gesprochen wird dies allerdings nicht (oder nur selten).

Große Probleme gibt es auch im Bereich der psychologischen Betreuung. Viele Ärzte und Therapeuten sind der Meinung, die Psyche des älteren Menschen sei nicht mehr so „plastisch", also nicht mehr so veränderbar wie bei einem jungen Menschen. Oft sind Ärzte auch der Meinung, dass demenzielle und depressive Symptome eine ganz 'natürliche' Begleiterscheinung des höheren Lebensalters darstellen. Die Autoren des 6. Altenberichts der Bundesregierung vermuten, dass bei ungefähr 10 % der über 60jährigen eine Psychotherapie notwendig und auch sinnvoll wäre. Bislang erhalten diese Menschen aber nicht die erforderliche Be-handlung (BMFSJF 2010, S. 316).

c) Probleme im Bereich der Prävention

Prävention bedeutet, Krankheiten möglichst früh entgegenzuwirken. Risikofak-toren (Rauchen, Alkohol, Übergewicht) sollen vermieden werden. Dass Präven-tion auch im hohen Alter sinnvoll ist, wird heute von der Wissenschaft klar er-kannt. Dennoch gibt es Situationen, in denen viele Ärzte denken: „Für Prävention ist es jetzt zu spät". Bei einem jüngeren Patienten weisen die Ärzte meist mit großem Nachdruck darauf hin, dass man gesund leben soll. Bei älteren Menschen lassen die Ärzte aber oft eine gewisse 'Milde' walten, nach dem Motto: Wenn jemand sein ganzes Leben so gelebt hat, dann braucht man jetzt auch nichts mehr zu ändern.

Ein Beispiel ist die Empfehlung, Sport zu treiben. Bei jüngeren Patienten geben die Ärzte diesen Rat sehr oft, bei Älteren eher selten. Wissenschaftlich ist erwiesen: Ausdauertraining und Kraftsport sind auch noch mit 80 Jahren sinnvoll. Viele Ärzte zögern aber, ihren Patienten den Besuch im Fitness-Studio nahezulegen. Warum dieses Zögern? Der Grund sind die Vorurteile im Kopf: Bei einem älteren Herrn oder einer älteren Dame denkt man eben doch eher an einen schönen Spaziergang, und nicht an den „work-out" im Kraftsportzentrum.

d) Probleme im Bereich der Rehabilitation

Auch im Bereich der medizinischen Rehabilitation gibt es Altersdiskriminierung. Rein rechtlich haben ältere Menschen einen Anspruch auf Rehabilitation (vor allem: § 11 des Fünften Buchs des Sozialgesetzbuches).[3] Es gilt der Grundsatz: „Rehabilitation vor Pflege", daneben aber auch der Grundsatz der „Rehabilitation bei Pflege" – auch wer bereits pflegebedürftig ist, soll alle erforderlichen Leistungen

---

3 Dort heißt es: „Versicherte haben (...) Anspruch auf Leistungen zur medizinischen Rehabilitation (...), die notwendig sind, um eine Behinderung oder Pflegebedürftigkeit abzuwenden, zu beseitigen, zu mindern, auszugleichen, ihre Verschlimmerung zu verhüten oder ihre Folgen zu mildern".

erhalten. Beispiele sind die orthopädische Rehabilitation bei Erkrankungen des Bewegungsapparates oder die kardiologische Rehabilitation bei Herzerkrankungen. Zusätzlich gibt es noch die geriatrische Rehabilitation, die speziell für ältere Patienten geschaffen wurde, die gleichzeitig unter mehreren Krankheiten leiden (Stichwort 'Multimorbidität').

In der Realität werden älteren Menschen die erforderlichen Rehabilitationsleistungen aber oft vorenthalten. In der Regel ist es der behandelnde Arzt, der den Reha-Antrag stellt. Diese Anträge werden von den Krankenkassen häufig zurückgewiesen. Einen Antrag so zu verfassen, dass er gute Chancen auf Bewilligung hat, erfordert daher viel Zeit und Engagement. Wissenschaftlich ist zwar nachgewiesen, dass Rehabilitation bei älteren Menschen genauso wirksam ist wie bei Jüngeren. Bei vielen Ärzten ist dies aber noch nicht angekommen. Oft schätzen sie die Leistungsfähigkeit ihrer Patienten als zu schwach ein und kommen zu dem Ergebnis, der Patient sei „nicht reha-fähig".

In dem Buch „Der Alte stirbt doch sowieso" (Biermann 2009, S. 42) findet sich folgendes Beispiel. Frau G. lebt allein in ihrer betreuten Wohnung. Nach einem Schlaganfall kommt sie ins Krankenhaus. Sie ist linksseitig gelähmt und hat Sprachstörungen. Die Krankengymnastin sucht Frau G. nur zwei Mal auf, danach nicht mehr. Innerhalb weniger Wochen hat sich Frau G.s Zustand so sehr verschlechtert, dass sie in ein Pflegeheim gebracht wird. Auch dort erhält sie weder Krankengymnastik, um ihre Beweglichkeit zu verbessern, noch eine logopädische Behandlung, um das Sprechen zu fördern.

Das Beispiel ist kein Einzelfall. Wenn nicht der Patient selbst oder dessen Angehörige Druck ausüben, wird in vielen Fällen einfach gar nichts unternommen.

e) Probleme im Bereich der Palliativversorgung

Auch im Bereich der Palliativversorgung Älterer herrschen große Missstände. „Palliativ" ist das Gegenteil von „kurativ": Palliativversorgung ist immer dann wichtig, wenn jemand unheilbar krank ist und sich in der Endphase seines Lebens befindet. Die Palliativbewegung wurde in den 50er Jahren in England von der Krankenschwester Cicely Saunders ins Leben gerufen. Ursprünglich ging es dabei um (Krebs-)Patienten im jungen oder mittleren Alter. Ziel war es, für diese Menschen eine ausreichende Schmerztherapie und auch eine geeignete Sterbebegleitung zu gewährleisten. Erst nach und nach begann sich der Gedanke durchzusetzen, dass auch ältere Menschen am Ende ihres Lebens eine geeignete Palliativversorgung benötigen.

Zu den Problemen gehört vor allem die Unterversorgung älterer Menschen mit Schmerzmitteln. Von Cicely Saunders gibt es hierzu die berühmte Äußerung: „Die Deutschen haben immer noch diese Morphiumphobie"! Auch die Experten des 6. Altenberichts der Bundesregierung betonen, dass es bei den Ärzten immer noch eine Reihe von Vorurteilen und falschen Vorstellungen gibt, z.B. dass Schmerzen im Alter eben mit dazu gehören, oder dass man Schmerzen im Alter nicht mehr so stark empfindet (vgl. BFSJF 2010, S. 340).

Es besteht also Reformbedarf – und zwar in allen fünf diskutierten Bereichen (Arzt-Patienten-Kommunikation, Akutmedizin, Prävention, Rehabilitation und Palliativmedizin). Kritiker sprechen hier auch von einer „versteckten Rationierung" von Gesundheitsleistungen: Von Rechts wegen haben ältere Menschen denselben Anspruch auf eine angemessene medizinische Versorgung wie jüngere. In der Realität sind sie aber doch deutlich schlechter gestellt.

Zum Teil sind die Probleme darauf zurückzuführen, dass die Ärzte falsche oder zu einseitige Altersbilder haben. Es wäre daher wünschenswert, dass Ärzte sich stärker als bisher mit gerontologischen Problemen auseinandersetzen. Zum Teil sind diese Reformen schon auf den Weg gebracht worden. So wurde seit 2003 das Fach „Medizin des Alters" in die Studienordnung des Medizinstudiums mit aufgenommen. Bleibt zu hoffen, dass Ärzte, die vor diesem Zeitpunkt studiert haben, sich entsprechend fortbilden und die jungen Ärzte die Erkenntnisse aus ihrem Studium auch in die Tat umsetzen.

6. Altersbilder in der Religion

Religion ist einer der Lebensbereiche, in denen man sicher niemals den Spruch hören wird: „Dafür bist du zu alt". Für viele ältere Menschen sind Religiosität und Spiritualität von großer Bedeutung. Viele Menschen machen die Erfahrung, dass der Glaube ihnen Kraft gibt. Alterswissenschaftler bezeichnen Religion daher als wichtige psychische Ressource der Lebensbewältigung im Alter.

Die Bedeutung des Themas Religion und Alter zeigt sich auch an der großen Zahl von Veröffentlichungen, etwa: „Religiöse Begleitung im Alter" (Kunz 2007), oder „Religiosität und Spiritualität im Alter" (Sperling 2004). Dass Religiosität sich positiv auf unser Wohlbefinden und unsere Gesundheit auswirkt und letztlich sogar die statistische Lebenserwartung steigert, ist inzwischen durch zahlreiche Studien nachgewiesen worden. Wodurch kommt dieser Effekt zustande?

- Aus religiöser Sicht definiert sich der Mensch nicht in erster Linie über seine Leistungsfähigkeit. Die Würde eines Menschen ist nicht abhängig von seiner Leistung. Der Glaube trägt den religiösen Menschen auch dann, wenn die körperlichen Fähigkeiten nachlassen.

- Religion gibt uns einen Raum, um unsere Gefühle auszudrücken – und zwar auch starke Gefühle der Trauer, der Verzweiflung, der Dankbarkeit und der

Verbundenheit mit dem Kosmos. Im normalen Alltag ist hierfür meist kein Platz; ein Überschwang an Freude oder Verzweiflung wird dort oft als störend empfunden.

- Und nicht zuletzt: Religiöse Symbole und Rituale haben ihre eigene Schönheit. Religion bringt Farbe in unser Leben; durch Rituale wird das Außeralltägliche in unseren Alltag mit eingebaut. Rituale erzeugen eine positive Grundstimmung; durch sie wird etwas erlebbar, was über unsere eigene Existenz hinausweist.

Angesichts dieser positiven Effekte sollte allerdings nicht übersehen werden, dass Religion auch negative Auswirkungen haben kann. Religion macht nicht nur Angebote, oft ist sie auch mit Zwängen verbunden. Für die Mitglieder einer Religionsgemeinschaft gibt es zahlreiche Normen und Verhaltensvorschriften, die teilweise auch sehr streng sein können – darunter Regeln zur 'richtigen' religiösen Ausübung oder auch Regeln zur 'richtigen' Ernährung, Kleidung, Kindererziehung und Sexualität. Dies alles kann bei den Mitgliedern einer Religion auch Schuldgefühle erzeugen. Jeder religiöse Mensch kennt diese Konflikte und Krisen (wobei letztlich jeder für sich selbst herausfinden muss, wie er am besten damit umgeht).

Wichtig ist, dass es nicht die eine Religion gibt, sondern eine Vielzahl von Religionen. Die fünf großen Weltreligionen sind: Christentum, Judentum und Islam sowie die beiden 'fernöstlichen' Religionen Hinduismus und Buddhismus. In unserer Gesellschaft ist es vor allem das Christentum, das gerade die älteren Menschen geprägt und begleitet hat. Spiritualität kann freilich auch jenseits der „offiziellen" Religionen gelebt werden. Was ist damit gemeint? Viele Menschen haben starke religiöse Gefühle; sie glauben an eine höhere Macht und/ oder ein Leben nach dem Tod. Gleichzeitig können sie aber mit dem Text der Bibel nicht viel anfangen, und auch die Kirche als Institution erscheint ihnen eher unheimlich oder rückständig. Diese Menschen experimentieren oft mit Ideen aus ganz unterschiedlichen religiösen Quellen, und sie machen ihre ganz persönlichen spirituellen Erfahrungen (zum Beispiel in der Natur).

Was sagt nun das Christentum über die Themen Alter, Tod und Leiden? Liest man die Bibel, dann stellt man fest, dass das Alter dort kein großes Thema ist. Es finden sich einzelne, eher verstreute Aussagen, die sich teilweise aber auch widersprechen.

Manche dieser Aussagen zeichnen ein positives Bild vom Alter. An manchen Stellen wird das Alter als besonders verehrungswürdig dargestellt: „Vor grauem Haar sollst Du aufstehen, und Du sollst Rücksicht nehmen auf die Person eines alten Mannes". Alter wird hier mit Autorität und Weisheit in Verbindung gebracht. Ähnlich ist auch der Spruch: „Eine Krone der Schönheit ist graues Haar, wenn sie auf dem Weg der Gerechtigkeit erworben wurde" (der Nebensatz „wenn" enthält allerdings bereits eine Einschränkung – offenbar ist das Alter nicht immer so positiv!).

Andere Stellen der Bibel werfen ein eher kritisches Licht auf das Alter. Zum Beispiel: "Gibt es Weisheit nur unter den Alten? Nein – bei Gott allein sind Weisheit und Macht, sein ist Rat und Verstand". Die Stelle ist als Ermahnung zu verstehen, im Alter nicht eingebildet zu werden – auch im Alter kann man sich irren. Bei aller Verehrung, die man den Alten entgegenbringen soll, haben die Menschen im Grunde nur eine einzige Autorität über sich, und das ist Gott. In den Erzählungen aus dem Leben Christi gibt es einige Szenen, in denen es zu heftigen Auseinandersetzungen mit mächtigen alten Männern kam – nur allzu oft waren es die Älteren, die sich der christlichen Botschaft widersetzt haben (vgl. Rosenmayr 2007, S. 252).

Experten sprechen in diesem Zusammenhang von der „Altersirrelevanz" und der „Altersskepsis" des Christentums. „Irrelevant" ist das Alter, weil wir uns in jeder Phase unseres Lebens – egal ob jung oder alt – zwischen Gut und Böse entscheiden müssen. Auch sind wir jederzeit, unabhängig von unserem Alter, vom Tod bedroht. Mit „Altersskepsis" ist gemeint, dass Christus großen Zweifel hatte, ob alte Menschen besonders klug oder weise sind. Das Wissen, das jemand im Lauf seines Lebens erworben hat, ist aus christlicher Sicht nicht das Ausschlaggebende. Viel wichtiger sind unsere emotionalen Qualitäten, vor allem: unsere Liebe zu Gott und zu den Menschen.

Insgesamt kann man sagen: Das Alter ist in der Bibel kein großes Thema. Trotzdem bringt der christliche Glaube auch und gerade älteren Menschen viel Trost und Unterstützung. Was nun das Leiden und den Tod betrifft, so sind dies Schlüsselthemen des Christentums. Jeder hilfsbedürftige, kranke oder leidende Mensch verdient es aus Sicht des Christentums, dass man sich um ihn kümmert. In den Büchern zur christlichen Seelsorge im Alter ist es der Aspekt des Leidens, der im Vordergrund steht. Viele Menschen meinen: „Wer leidet, der hat etwas falsch gemacht". Das Christentum ist hier anderer Ansicht: Das Leiden ist Teil des Lebens. Das Kreuz – wichtigstes Symbol des Christentums – bringt zum Ausdruck, dass auch Christus leiden musste, um seine Mission zu erfüllen.

Viele Christen sagen daher: „Das Leiden bringt mich näher zu Gott". Dies gilt sowohl für selbst erfahrenes Leiden, als auch für die Anteilnahme am Leiden anderer. Im hilflosen und leidenden Menschen – so wird oft gesagt – begegnen wir Christus.

So weit einige Überlegungen zum Altersbild des Christentums. Was sagen nun andere Religionen zum Thema Alter? Pflegekräfte in Deutschland kommen nicht daran vorbei, sich auch mit der Kultur des Islam zu beschäftigen. Historisch entstand der Islam im 7. Jahrhundert. Er prägt vor allem den arabischen Kulturraum, große Teile Afrikas, Asiens und die Türkei. Aufgrund der Arbeitsmigration aus der Türkei in den 1960er und 70er Jahren gibt es heute eine große Zahl von Menschen muslimischen Glaubens in Deutschland.

Fragt man gläubige Muslime nach ihrer Einstellung zum Alter, so antworten sie häufig mit dem folgenden Spruch aus dem Koran: „Wer die Alten nicht respektiert, der respektiert Gott nicht". Eine Kritik an den Alten, wie man sie stellenweise in der Bibel findet, ist dem Islam fremd. Der Islam ist die Religion der Altenverehrung. Dies betrifft vor allem die Stellung der Älteren als Familienoberhaupt. In Interviews mit türkischen Migranten ist sehr viel die Rede von Achtung und Ehrfurcht den Eltern gegenüber. Häufig wird auch gesagt, dass man Älteren nicht widersprechen soll, dass man sich ihnen unterordnen soll und dass man ihnen unbedingten Gehorsam entgegenbringen soll (Wedell 1993).

Eine Unterbringung der Eltern im Alten- und Pflegeheim wird im Islam oft als Schande betrachtet. In einer Großstadt wie Istanbul hat sich dies zum Teil schon geändert, auf dem Land werden professionelle Einrichtungen zum Teil aber immer noch mit großem Misstrauen betrachtet. Der heutige Islam geht oft einher mit einer Kritik an der 'Verdorbenheit' der modernen westlichen Lebensführung, und für manche streng gläubige Muslime sind Alten- und Pflegeheime ein typischer Ausdruck dieser 'Verdorbenheit'.

Abschließend werfen wir noch einen Blick auf die beiden fernöstlichen Religionen Hinduismus und Buddhismus. Der Hinduismus entstand etwa 2000 vor Chr. in Indien. Wichtige Gedanken aus dem Hinduismus sind: „Reinkarnation" (Wiedergeburt), „Karma" (gute und schlechte Taten haben Auswirkungen auf unser nächstes Leben), und auch das Wort „Yoga" stammt ursprünglich aus dem Hinduismus (durch spezielle Meditations- und Atemübungen sollen wir unser Bewusstsein erweitern).

Vier Lebensphasen („ashramas") werden im Hinduismus unterschieden: In der ersten Phase sind wir Schüler. In der zweiten Phase unseres Lebens stehen wir als berufstätige Menschen mitten im Leben und tragen Verantwortung für unsere Familie. In der dritten Phase – sobald unsere Haare weiß sind und unsere Haut faltig ist – sollen wir das Leben eines Einsiedlers führen, der in einer einfachen Hütte lebt. In der vierten Phase schließlich wird der Mensch zum *Sannyasin*, d.h. er wird zu einem Asketen, der nichts weiter besitzt als die Kleider, die er am Leib trägt. Die letzte Lebensphase dient hier ganz der religiösen Ausübung. Das Alter ist die Phase, in der der Mensch sich von allen Bindungen an die Welt lösen soll.

Auch im Buddhismus hat das Alter eine Sonderstellung. Buddha lebte ca. 500 vor Christus in Indien. Aus seiner Sicht kommt es im Leben darauf an, zur Erleuchtung gelangen. Die Erlösung kommt hier nicht von Gott, wie im Christentum, sondern der Mensch soll sich selbst befreien. Viele unserer Probleme entstehen aus buddhistischer Sicht dadurch, dass wir zu sehr an unserem „Ego" hängen. Ein Buddhist soll eine Haltung der Gelassenheit kultivieren. Je älter wir werden, desto besser gelingt uns dies. So gibt es im japanischen Zen-Buddhismus viele Geschichten von weisen Mönchen, die im Alter einen besonders hohen Grad an Gelassenheit erreicht haben.

Religion kann also viele Gesichter haben. Jede Religion hat ihre eigenen Vorstellungen von den Bedürfnissen älterer Menschen. Für eine kultursensible Altenpflege kommt es darauf an, diese Unterschiedlichkeit ernst zu nehmen.

Darüber hinaus gibt es vielfältige Versuche, religiöse Ideen aus ganz unterschiedlichen Quellen zu kombinieren. So versuchen die Mitarbeiter der verschiedenen Hospize in Deutschland häufig, sich ihre eigene Form der Spiritualität zu schaffen. Oft experimentieren sie hierbei mit Gedanken aus vielfältigen religiösen Quellen und nehmen auch Bezug auf Elemente aus dem Buddhismus oder anderen fernöstlichen Religionen.

7. Altersbilder in der Arbeitswelt

Wenn wir über die Rolle älterer Menschen in der Gesellschaft nachdenken, dann müssen wir auch einen Blick auf die Arbeitswelt werfen. Welche Altersbilder haben Manager und Personalchefs? Welchen gesundheitlichen und psychischen Risiken sind ältere Arbeitnehmer ausgesetzt? Und vor allem: Wie können die Arbeitsbedingungen in den verschiedenen Berufen so gestaltet werden, dass wir tatsächlich bis zum vorgeschriebenen Renteneintrittsalter von 67 Jahren durchhalten?

Bis vor kurzem war oft noch der Spruch zu hören: „Ich will reinhauen bis 55, und dann in Ruhestand gehen". In vielen Berufen war es normal, nicht bis zur Regelaltersgrenze von (damals) 65 Jahren zu arbeiten, sondern bereits viel früher aus dem Erwerbsleben auszuscheiden. Dies war bis zu den einschneidenden Rentenreformen in den Jahren 1992 und 1999 auch relativ leicht machbar. So gab es das vorgezogene Altersruhegeld mit 60, und es gab die sog. Vorruhestandsregelung in den neuen Bundesländern, die es möglich machte, bereits mit 55 Jahren in Rente zu gehen.

In den 1970er und den 1980er Jahren haben viele Menschen dieses vorzeitige Ausscheiden aus dem Arbeitsleben als soziale Errungenschaft betrachtet. Wer sich in seinen mittleren Jahren den Härten des Berufslebens ausgesetzt hatte (etwa in der Industrie, auf dem Bau oder auch in der Pflege), der konnte sich danach noch einige Wünsche oder Träume erfüllen. Auch von der Politik war das frühzeitige Ausscheiden Älterer aus dem Erwerbsleben gewollt: Unter dem Eindruck großer Arbeitslosigkeit (auch und gerade unter Jüngeren) war man der Meinung, dass die Frühverrentung der Älteren helfen könnte, Platz für die Jüngeren zu schaffen.

Sozialwissenschaftler haben dieses Phänomen der Frühverrentung als „Entberuflichung des Alters" bezeichnet. Das tatsächliche Renteneintrittsalter liegt in Deutschland auch heute deutlich unter der gesetzlichen Altersgrenze. Im Durchschnitt gehen die Deutschen bereits mit 60 Jahren in Rente. Nur ein Drittel der über 60jährigen steht noch in einem festen Beschäftigungsverhältnis. Zum Teil hat das damit zu tun, dass die Menschen sich im fortgeschrittenen Alter etwas Anderes (und Schöneres) vorstellen können als zu arbeiten. Hinzu kommen aber auch vielfältige gesundheitliche Beeinträchtigungen: In mehr als einem Viertel der Fälle ist die Frühverrentung auf körperliche und psychische Probleme zurückzuführen.

Seit einiger Zeit gibt es Anstrengungen von Seiten der Politik, die Menschen länger in der Arbeit zu halten. Die gesetzlichen Möglichkeiten der Frühverrentung, die es in den 1980er Jahren noch gab, sind nach und nach beseitigt worden. Im Jahr 1992 ist die Regelaltersgrenze auf 65 Jahre heraufgesetzt worden. Wer früher aussteigt, muss jetzt erhebliche Kürzungen seiner Rente (sog. „Abschläge") in Kauf nehmen. Im Jahr 2007 ist die Regelaltersgrenze noch weiter auf 67 Jahre angehoben worden (und zwar durch ein Gesetz mit dem unaussprechlichen Namen „Rentenversicherungsaltersgrenzenanpassungsgesetz").

Die Gründe dafür liegen vor allem im veränderten Altersaufbau der Bevölkerung (Stichwort „demographischer Wandel"). Zwei Entwicklungen sind hierbei besonders wichtig: Die deutsche Gesellschaft altert, und die Gesellschaft schrumpft. Bereits heute beklagt sich die Industrie, dass es immer schwieriger wird, junge Fachkräfte zu finden. Man wird daher in Zukunft nicht daran vorbeikommen, ältere Menschen einzustellen, um den Bedarf an Fachkräften zu decken. Hinzu kommt, dass das Rentensystem immer weiter in eine finanzielle Schieflage gerät. Eine immer kleiner werdende Zahl von jungen Menschen muss für eine immer größer werdende Zahl von Älteren aufkommen.[4] Durch die Erhöhung der Altersgrenze auf 67 hofft die Politik, diese Probleme zu lösen.

Geht die „Entberuflichung des Alters" also zu Ende? Die Regeln, die die Politik setzt, machen sich zwar gut auf dem Papier. Die Realität in vielen Berufen sieht aber anders aus. Vor allem im Handwerk fragen sich viele Menschen, wie sie es

---

4 Experten sprechen in diesem Zusammenhang von dem sog. „Altersquotienten". Die Zahl gibt an, wie viele Jüngere für wie viele Ältere aufkommen müssen. Im Jahr 2005 waren es 32 ältere Personen, die von 100 Jüngeren finanziert werden mussten. Im Jahr 2030 wird die Zahl gestiegen sein: Das Verhältnis beträgt dann 50 ältere Personen, die von 100 Jüngeren finanziert werden müssen.

schaffen sollen, so lange durchzuhalten. Die Situation wird noch dadurch verschlimmert, dass in vielen Betrieben altersfeindliche Strukturen herrschen. Typische Beispiele sind stark belastende Tätigkeiten, die auf die Dauer körperliche Verschleißerscheinungen zur Folge haben, sowie monotone und einseitige Arbeiten, die über die Jahre dazu führen, dass die geistigen Fähigkeiten der Arbeiter verkümmern.

Man spricht in diesem Zusammenhang auch von einem „arbeitsbedingten Vor-Altern" oder von „human-made age": Viele der Beeinträchtigungen, unter denen man im fortgeschrittenen Alter leidet, sind nicht biologisch bedingt. Sie sind die Folge von belastenden und krank machenden Arbeitsbedingungen.

Bisher haben sich die Personalchefs über diese Probleme nicht viel Gedanken gemacht – man konnte die Arbeiter, sobald die Probleme sichtbar wurden, relativ leicht in den Ruhestand schicken. Wenn nun alle Menschen länger arbeiten sollen, dann wird man nicht daran vorbei kommen, die Arbeitsbedingungen in vielen Berufen altersgerecht zu gestalten.

Vor allem werden die Manager und Personalchefs anfangen müssen, kritisch über ihre Altersbilder nachzudenken. Oft herrschen hier noch viele Vorurteile und Altersstereotype. Dies zeigt sich auch bei Stellenneubesetzungen. Personalentscheidungen fallen meist zugunsten Jüngerer aus, Ältere werden systematisch benachteiligt. Dies ist auch der Grund, warum viele ältere Arbeitslose nicht in den Beruf zurückfinden. Wer im fortgeschrittenen Alter arbeitslos wird, hat schlechte Chancen, jemals wieder eingestellt zu werden. Typische Beispiele für die negativen Altersstereotype von Personalchefs lauten:

- *„Ältere sind weniger innovativ".* Dies mag in manchen Fällen zutreffen – vor allem dann, wenn die Mitarbeiter jahrzehntelang durch monotone und stumpfsinnige Tätigkeiten zermürbt worden sind. Grundsätzlich gilt aber, dass der Einfallsreichtum eines Menschen (etwa eines Wissenschaftlers, oder eines Ingenieurs) mit zunehmenden Alter eher steigt: Man hat bereits viele Erfahrungen gesammelt und in seinem Leben vieles gesehen. Aus diesem Grunde hat ein älterer Mensch genauso viele oder sogar noch mehr neue Ideen als ein jüngerer.

- *„Im Alter sinkt die Intelligenz".* Auch dieses Vorurteil ist zu einseitig. Experten unterscheiden hier zwischen der „fluiden Intelligenz" im Sinne der Fähigkeit, sich schnell auf neue und überraschende Situation einzustellen, schnell zu reagieren und logisch zu kombinieren, und „kristalliner Intelligenz" im Sinne des Erfahrungswissens eines Menschen. Die angeborenen fluiden Fähigkeiten werden im Alter zwar tatsächlich geringer, unsere kristalline Intelligenz nimmt aber zu. D.h. die Denkprozesse sind vielleicht nicht mehr ganz so schnell. Unser Erfahrungswissen hilft uns aber, auch schwierige Aufgaben in relativ kurzer Zeit zu lösen.

- *„Ältere Menschen sind körperlich nicht mehr so belastbar".* Dies mag in vielen Fällen sogar zutreffen. Auch hier gilt aber: Unser körperlicher Zustand ist nicht so sehr durch unser biologisches Alter bedingt, sondern durch die Arbeitsbedingungen, denen wir ein Leben lang ausgesetzt gewesen sind. Tatsächlich nehmen im Alter Skelett- und Muskelerkrankungen sowie Kreislauferkrankungen deutlich zu. Dies sieht aber in den einzelnen Berufen ganz unterschiedlich aus. Durch eine Verbesserung der Arbeitsbedingungen kann dafür gesorgt werden, die Gesundheit der Arbeiter zu erhalten.

So weit einige weit verbreitete Vorurteile. Die Ironie ist, dass viele Personalchefs und Vorgesetzte selbst nicht mehr die Jüngsten sind, aber sicher nicht auf die Idee kommen würden, diese Negativzuschreibungen auf sich selbst anzuwenden. Auch hier orientiert man sich leider nur allzu oft an dem Motto: „Alt sind immer nur die anderen" (in diesem Falle: die älteren Arbeiter, aber nicht die Personalchefs selber).

Was ist nötig, um die Probleme zu lösen? Unter dem Stichwort „Age Management" werden in letzter Zeit Maßnahmen diskutiert, die helfen sollen, die Betriebe altersfreundlicher zu gestalten. „Age Management" hat das Ziel, Altersbarrieren abzubauen und dafür zu sorgen, dass niemand aufgrund seines Alters diskriminiert wird (vgl. Frerichs 1998).

Wichtige Schritte in diese Richtung sind:

- ***Ältere bei Einstellungsverfahren stärker berücksichtigen.*** Statt sich immer nur über den Fachkräftemangel in Deutschland zu beklagen, müssen die Betriebe endlich wieder älteren Fachkräften eine Chance geben. Das Wunschbild vieler Personalchefs vom jungen, ehrgeizigen Kandidaten, der frisch von der Universität kommt (oder frisch von der Berufsschule), passt nicht mehr in unsere Zeit.

- ***Belastungen reduzieren, Arbeitsplätze ergonomisch gestalten.*** Werkzeuge und Apparate sollten so gestaltet sein, dass man den Rücken schont, Kräfte spart und nicht längere Zeit in einer unbequemen Haltung zubringen muss. Nacht- und Schichtarbeit sollte man ab einem gewissen Alter entweder gar nicht mehr leisten, oder nur noch mit genügend langen Phasen der Erholung.

- ***Weiterbildung und interessante Tätigkeiten.*** Ältere Mitarbeiter müssen viel stärker als bisher Weiterbildungsangebote bekommen. Nur so kann vermieden werden, dass ihr Fachwissen veraltet. Einseitige und stumpfsinnige Tätigkeiten sollten reduziert werden. In vielen Fällen sieht die Lösung so aus, dass ein System der Rotation eingeführt wird, bei dem alle in einem bestimmten Turnus ihre Aufgaben wechseln.

In der Realität sind viele Betriebe leider noch weit davon entfernt, diese Forderungen in die Tat umzusetzen.

Wie der Überblick zeigt, gibt es in der heutigen Arbeitswelt ganz unterschiedliche Formen der Altersdiskriminierung. Zum Teil werden ältere Menschen diskriminiert, indem man sie aus dem Arbeitsleben hinausdrängt, obwohl sie noch arbeiten können und wollen. Zum Teil besteht die Diskriminierung auch darin, dass ältere Menschen trotz nachlassender Kräfte und ungünstiger Bedingungen weiterarbeiten müssen, um nicht in eine Situation der Altersarmut zu geraten. Und teilweise besteht die Diskriminierung auch darin, dass Ältere auf sog. „Schonarbeitsplätze" versetzt werden, wo sie dann eher unqualifizierte Tätigkeiten verrichten (Putzen, Formulare ausfüllen, Briefe sortieren etc.).

Auch viele Alten- und Pflegeheime stehen aufgrund des herrschenden Personalmangels vor der Herausforderung, ihre Strukturen besser auf ältere MitarbeiterInnen abzustimmen. Hierher gehören u.a. Schulungen zum rückenschonenden Tragen und Heben, Anleitungen zum Umgang mit demenzkranken Patienten (die für die Pflegekräfte oft eine besondere Belastung darstellen) sowie regelmäßige Supervisionen, um die psychischen Probleme und Herausforderungen der Arbeit besser in den Griff zu bekommen.

8. Altersbilder in der Politik

Auch in der Politik gibt es verschiedene Bilder vom Alter. Bevor wir uns diese Altersbilder genauer ansehen, ist zu fragen: Was ist eigentlich Politik? Allgemein kann man sagen: Politik ist der Versuch, Gesellschaft zu gestalten. Politik bedeutet, gesellschaftliche Probleme zu erkennen und zu benennen. Politik macht Gesetze und kümmert sich um die Umsetzung dieser Gesetze. Hierbei kommt es darauf an, ganz unterschiedliche Interessen zu berücksichtigen. Auch unterschiedliche Vorstellungen von Gerechtigkeit spielen eine wichtige Rolle.

Die Grundregeln, an die die Politik sich halten muss, sind im Deutschen Grundgesetz festgelegt. Dazu gehört u.a. der Gedanke der Gleichheit aller Menschen. Auch die Würde des Menschen und das Recht auf körperliche Unversehrtheit sind wichtige Prinzipien des deutschen Rechtsstaats. Aus diesem Grunde sind ältere Menschen in der Politik vor allem eines: Sie sind Inhaber von Rechten („Rechtssubjekte"). Dies zeigt sich auch in den Veröffentlichungen zur Seniorenpolitik, die von der Bundesregierung herausgegeben werden. Die Würde des Menschen – auch und gerade des älteren Menschen – wird dort immer besonders betont (etwa: „Alle Menschen haben einen Anspruch, in Würde zu altern").

Teilweise finden sich leider immer wieder Äußerungen von Politikern, die die Würde älterer Menschen in Frage stellen. Berühmt ist der Ausspruch des FDP-

Politikers Jan Dittrich im Jahr 2005, es werde Zeit, dass „die Alten von ihrem Tafelsilber etwas abgeben – einen Löffel oder besser gleich ein paar davon". In der Presse wurde die Äußerung noch weiter zugespitzt, nämlich: „Jan Dittrich sagt: Die Alten sollen den Löffel abgeben". Der Politiker entschuldigte sich später mit der Erklärung, er habe auf die Probleme der Kinderarmut in Deutschland hinweisen wollen.

Als besonders geschmacklos wurde die Äußerung des CDU-Politikers Philipp Missfelder empfunden, der sich gegen Hüftprothesen für Ältere aussprach: „Früher sind die Leute ja auch auf Krücken gelaufen" (im Jahr 2003). In eine ähnliche Richtung gehen die Äußerungen von Ex-Bundespräsident Roman Herzog: „Die Älteren werden immer mehr, und alle Parteien nehmen überproportional Rücksicht auf sie. Das könnte am Ende in die Richtung gehen, dass die Älteren die Jüngeren ausplündern."

Die Experten des 6. Altenberichts der Bundesregierung sehen dies anders. Ältere Menschen sind keine 'Ausbeuter', 'Schmarotzer' oder 'Profiteure des Sozialstaats'. Sie haben in der Vergangenheit viel geleistet und viel in die sozialen Sicherungssysteme eingezahlt. Sicher gibt es ältere Menschen mit großem Vermögen und hohen Renten. Sie geben aber auch viel ab, vor allem an ihre Kinder und Enkelkinder. Wer über Gerechtigkeit zwischen den Generationen spricht, sollte daher nicht nur die *öffentlichen Transfers* in Form von Renten und Leistungen aus der

Krankenkasse betrachten. Es gibt auch die *privaten Transfers*, in Form von Geschenken und freiwilligen Unterstützungsleistungen der Älteren an die Jüngeren (vgl. BMFSFJ 2010, S. 450).

Insgesamt sind altersfeindliche Aussagen von Politikern heute eher die Ausnahme. Vor allem seit der Amtszeit von Professorin Ursula Lehr hat eine Entwicklung eingesetzt, die man als „Verwissenschaftlichung der Altenpolitik" bezeichnen könnte.

Von 1988 bis 1991 war Ursula Lehr Bundesministerin für Jugend, Familie, Frauen und Gesundheit. Sie hat den Ersten Altenbericht der Bundesregierung auf den Weg gebracht (Titel: „Die Lebenssituation älterer Menschen in Deutschland"). Lehr gilt als Gerontologin „der ersten Stunde". Wichtig ist vor allem ihre Kritik am sog. Defizitmodell des Alters. Alter ist nicht gleichbedeutend mit Passivität, mit Dahinsiechen, mit Rückzug oder Elend. Die Politik sollte alles dafür tun, ein „aktives Alter" zu unterstützen. In den Worten von Prof. Lehr: „Es gilt, nicht nur dem Leben mehr Jahre zu geben, sondern den Jahren mehr Leben zu geben. Es gilt, aktiv zu leben und aktiv zu erleben".

Dieses positive Bild vom Alter wird heute von allen Alterswissenschaftlern geteilt. Auch die Politiker haben dieses Bild aufgegriffen. Ein Politiker, der sich heute zu Themen der Alterspolitik äußert, hat normalerweise auch die eine oder andere wissenschaftliche Veröffentlichung dazu gelesen.

Wer sind die wichtigsten Akteure der Alterspolitik? Zu den Akteuren zählen zum einen die politischen Parteien. Die 'bürgerlichen' Parteien CDU, SPD, GRÜNE und FDP unterscheiden sich in ihren Vorstellungen im Grunde nicht sehr stark. Man ist der Meinung, dass sehr viel mehr für die Älteren getan werden muss. Gleichzeitig ist man der Meinung, dass der Sozialstaat nicht überfordert werden darf. Den alten Fürsorgestaat der 1970er und 1980er Jahre gibt es in dieser Form nicht mehr. Pflegedienstleistungen sollen von privaten Firmen angeboten werden, um den Staat zu entlasten (dies ist bei der Einführung der Pflegeversicherung im Jahr 1995 so geregelt worden). Neben der staatlichen Absicherung sollen die Bürger sich selbst privat absichern (Stichwort „Riester-Rente", „Rürup"-Rente).

Die entgegengesetzte Position vertreten die Mitglieder der Linkspartei. Für die LINKE geht es vor allem um die Probleme und Bedürfnisse der sozial Schwachen. Mitglieder dieser Partei betonen, dass Menschen mit niedrigen Einkommen oft nicht privat vorsorgen können. Im Übrigen sei die private Vorsorge eine Art Spielkasino, in dem sich private Versicherungen auf Kosten der 'einfachen' Menschen bereichern. Man sollte daher – so die Forderung der LINKEN – die staatlichen Sicherungssysteme wieder mehr stärken und den Gedanken der privaten Altersvorsorge am besten ganz aufgeben.

So weit einige Worte zu den politischen Parteien. Eine spezielle Rentnerpartei konnte sich in Deutschland nicht etablieren. In den Jahren 1989 bis 2008 gab es einen Versuch in diese Richtung, und zwar in Gestalt der „Grauen Panther". Ihren größten Erfolg erzielte diese Partei in den 1990er Jahren in Berlin mit dem bescheidenen Ergebnis von knapp 4% der Stimmen. Warum kann sich eine „Rentnerpartei" in Deutschland nicht etablieren, obwohl es so viele Rentner gibt?

Der Grund liegt wieder in der Vielfalt des Alters. Viele Ältere fühlen sich gut versorgt und sehen keinen Grund, für höhere Renten zu kämpfen. Viele Menschen fühlen sich auch den Parteien verpflichtet, die sie in ihrer Jugend gewählt haben (vor allem: CDU und SPD). Im Übrigen sind Rentner keineswegs so 'egoistisch' oder 'gierig', wie manchmal behauptet wird. Bei ihrer Entscheidung für eine bestimmte Partei geht es älteren Wählern um mehr als um ihre eigene materielle Situation. Es geht ihnen auch um politische Themen, die die Gesellschaft als Ganzes betreffen (z.B. Umweltschutz; Bildung; Sicherheit; Wirtschaft; Familie).

Zu den Akteuren der Alterspolitik gehören auch die sechs Spitzenverbände der freien Wohlfahrtspflege (ein guter Überblick zu den Verbänden findet sich in W. Schroeder, B. Munimus und D. Rüdt, Seniorenpolitik im Wandel, 2010). Die Verbände entwickeln eigene seniorenpolitische Standpunkte und arbeiten eng mit dem Staat bzw. mit der Regierung zusammen. Es sind:

- Arbeiterwohlfahrt (AWO)

- Deutscher Caritasverband (DCV)

- Diakonisches Werk der Evangelischen Kirche in Deutschland (Diakonie)

- Deutscher Paritätischer Wohlfahrsverband (DWV)

- Deutsches Rotes Kreuz (DRK)

- Zentralwohlfahrtsstelle der Juden in Deutschland (ZWST).

Wichtige Interessenvertretungen älterer Menschen sind auch die drei Sozial-verbände:

- VdK (ursprünglich: „Verband der Kriegsbeschädigten")

- der SoVD (Sozialverband Deutschland)

- die VS (Volkssolidarität).

Die Sozialverbände üben Druck auf die Politik aus. Sie organisieren Kampagnen (etwa unter dem Motto: „Die Rentner sind nicht die Sparkühe der Nation"), sie reichen Klagen bei Gerichten ein und haben eigene Beratungsstellen für ihre Mitglieder. Bei dieser Beratung geht es meist um juristische Probleme, vor allem um Hilfe bei der Durchsetzung von Ansprüchen aus der Rentenversicherung, Pflege-versicherung und Schwerbehindertenversicherung.

Allein der VdK Bayern hat in einem Zeitraum von drei Jahren für seine Mitglieder Nachzahlungen in Höhe von mehr als 45 Millionen Euro erstritten (vgl. Schroeder u.a. 2010, S. 139). Diese Zahl ist im Grunde ein Armutszeugnis für die deutsche Seniorenpolitik. Sicher hat sich über die Jahre viel gebessert. Die Altersarmut ist in Deutschland nicht sehr stark ausgeprägt. Erschreckend ist aber, dass die Menschen in vielen Fällen erst den Rechtsweg beschreiten müssen, um zu ihrem Recht zu kommen. Auch wenn die Politik immer wieder die Würde des Menschen betont, werden Ältere in der Praxis doch oft einfach nur als lästige Bittsteller betrachtet. Es ist kein Wunder, dass sie sich oft als Menschen zweiter Klasse behandelt fühlen.

Betrachten wir abschließend noch kurz einige Bereiche der Seniorenpolitik. In jedem dieser Bereiche ist es wichtig, sich ein möglichst genaues Bild von den Bedürfnissen älterer Menschen zu machen, um die politischen Maßnahmen optimal auf die verschiedenen Zielgruppen zuschneiden zu können:

- *Wohnen im Alter.* Die meisten Menschen möchten nicht ins Alten- oder Pflegeheim (kein Wunder – angesichts der negativen Berichte in den Medien). Auch viele Politiker sind der Ansicht – nicht zuletzt aus Kostengründen –, dass die ambulante Versorgung in der eigenen Wohnung in jedem Falle besser ist als die Heimunterbringung. Zusätzlich gibt es weitere Wohnformen, darunter das betreute Wohnen und die Wohngemeinschaft. Aber was wollen die Menschen wirklich? Ist ein Heim nicht in manchen Fällen doch besser geeignet als bspw. eine kleine 2-Zimmer-Wohnung im 3. Stock eines Hauses ohne Fahrstuhl? Und wie viele ältere Menschen haben Lust auf das Abenteuer einer Wohngemeinschaft?

- **Pflegepolitik.** In der Altenpflege herrscht großer Mangel an qualifizierten Fachkräften. In der Vergangenheit (vor 20-30 Jahren) gab es oft noch die Vorstellung: „Pflege kann jeder", „Um zu pflegen, braucht man nur zwei gesunde Hände und ein gutes Herz". Hier hat sich bereits einiges gebessert. In der Heimpersonalverordnung von 1993 wurde festgelegt, dass mindestens die Hälfte des Personals in einem Pflegedienst aus examinierten Pflegekräften bestehen soll. Allerdings gibt es immer wieder politische Bestrebungen, den Personalmangel mit nicht-ausgebildeten Helfern zu bekämpfen. Vor allem die Bundesagentur für Arbeit kündigt immer wieder an, Arbeitslose zur Arbeit in der Pflege verpflichten zu wollen. Für die Qualität der Pflege stellen solche Zwangsmaßnahmen eine große Gefahr dar. Letztlich wird man – wie in jedem anderen Beruf auch – die Attraktivität der Altenpflege nur dadurch steigern können, dass man bessere Löhne zahlt.

- **Anti-Diskriminierungspolitik.** Eine vernünftige Seniorenpolitik ist immer auch Anti-Diskriminierungspolitik. Der Überblick auf den vorangegangenen Seiten hat gezeigt: In vielen Bereichen gibt es immer noch zahlreiche Formen der Altersdiskriminierung („ageism"). Dies betrifft die Werbung, die Wirtschaft und auch das Gesundheitssystem. Mit dem AGG (Allgemeines Gleichstellungsgesetz) hat der deutsche Staat einen wichtigen Schritt unternommen, diese Missstände zu bekämpfen. Beispielsweise können Firmen in einer Stellenausschreibung jetzt nicht mehr so ohne weiteres eine Altersgrenze festsetzen.

Allerdings gibt es viele Formen der Diskriminierung, an die man mit dem Instrument des AGG nicht herankommt. Altersdiskriminierung ist oft eher unsichtbar und versteckt. Alle politischen Akteure sind aufgerufen, neue Maßnahmen zu entwickeln, um dieses Problem besser in den Griff zu bekommen.

Die Altersbilder in der deutschen Politik sind insgesamt recht differenziert und fortschrittlich. Diesen Eindruck hat man jedenfalls dann, wenn man sich politische Reden anhört oder die Veröffentlichungen der verschiedenen (Landes-) Ministerien liest. Ein großes Problem ist aber die Verschleppung notwendiger Maßnahmen. Der Sozialverband VdK hat die Pflegepolitik der Regierung daher als „Pflegeverschleppungspolitik" bezeichnet.

Welches Bild vom alten Menschen kommt darin zum Ausdruck, wenn man die Probleme zwar klar erkennt, die notwendigen Maßnahmen aber immer wieder verschiebt – von einer Regierung zur nächsten? Es ist leider immer noch das Bild vom alten Menschen, den man warten lassen kann – als wären die Älteren Menschen zweiter Klasse. Es ist beinahe so, als würde die Politik sagen: „Wir haben die Probleme erkannt. Wir haben aber im Moment Wichtigeres zu tun. Ihr habt doch Zeit, geduldet euch noch ein paar Jahre".

9. Übungsteil: Fragen und Aufgaben

1. Wer ein positives Altersbild hat, der altert erfolgreicher als jemand, der eine negative Vorstellung vom Alter hat. Nennen Sie den Fachausdruck für das Phänomen, dass unsere Erwartungen oft die Tendenz haben, wahr zu werden:

Antwort: „Sich-selbst erfüllende ...."

2. Zum Älterwerden gibt es viele Sprichwörter. Häufig zu hören ist der Spruch: „Was Hänschen nicht lernt, lernt Hans nimmermehr". Stimmt das? Oder muss man das differenziert betrachten? Begründen Sie Ihre Meinung in 2-3 Sätzen.

....

....

....

....

....

....

3. In dieser Aufgabe geht es um Stereotype und Vorurteile. Beschriften Sie die Kästen in dem Schaubild. Verwenden Sie dazu die folgenden Wörter (die allerdings erst noch in eine sinnvolle Reihenfolge gebracht werden müssen):

„Verdrängung und Leugnung", „Stereotype und Vorurteile", „Realität", „Diskrepanzen zwischen Erwartungen und Realität".

Überlegen Sie sich dann eine geeignete Überschrift für das gesamte Schaubild.

prägen unseren Blick auf...

...dies stabilisiert dann wieder unsere...

unsere Vorstellungen passen nicht, es kommt zu...

...diese Diskrepanzen werden verarbeitet durch...

Überschrift:

4. Gesucht wird ein Begriff, der von P. Bourdieu in die Soziologie eingeführt wurde. Der Begriff bezieht sich auf Muster des Denkens und der Wahrnehmung, die für eine soziale Schicht typisch sind. Wie lautet der Begriff?

Die Schichtzugehörigkeit einer Person erkennt man an ihrem „H..............".

5. Ergänzen Sie den Lückentext. Verwenden Sie die Wörter: „*sozialen Schicht*", „*kulturelle Prägung*", „*kultursensiblen Pflege*", „*abzustimmen*", „*Geschmack*", „*Konflikten*".

Je nachdem, aus welcher .... jemand kommt, hat er ganz bestimmte Vorstellungen vom Leben. Unser Milieu prägt sogar unseren ...., also z.B. die Frage, welche Möbel oder Kleidung wir bevorzugen. Leute aus verschiedenen Milieus haben einen unterschiedlichen Lebensstil. Zu einer .... gehört es, die unterschiedlichen Vorstellungen der verschiedenen Menschen zu berücksichtigen. Gerade in Alten- und Pflegeheimen kommt es oft zu .... zwischen den Bewohnern, die auf deren unterschiedliche .... zurückzuführen sind. Ein soziologischer Blick auf die Dinge hilft uns, unser Tun besser auf die Bedürfnisse und Vorstellungen der Menschen ....

6. Ganz grob kann man unsere Gesellschaft in drei soziale Schichten unterteilen. Wo würden Sie die beiden Personen einordnen, die hier zu Wort kommen (Frau Meiser und Herr Moltke)? Lesen Sie, was die beiden über sich selber sagen, und benennen Sie die Schicht, die man hier vermuten würde:

Herr Moltke: *„Ich werde mich in zwei Jahren aus dem aktiven Geschäft zurückziehen. Dann möchte ich der Gesellschaft gern etwas zurückgeben. Ich stehe in Kontakt zu einem jungen Journalisten, der mit mir ein Buch über mein Leben schreiben wird. Mal sehen, wo wir in ein paar Jahren leben werden. Die Wohnung in Paris werden wir unserer Tochter geben. Hier am Genfer See ist es eigentlich doch am schönsten!"*

Antwort: Herr Moltke ist vermutlich ein Mitglied der ....

Frau Meiser: *„Früher haben mein Mann und ich viel unternommen. Wir waren im Schützenverein und wir waren im Kleingartenverein. Seit seinem Tod habe ich das alles aufgegeben. Für mich ist das Wichtigste, niemand zur Last zu fallen. Ich habe immer eine eiserne Reserve von 500 Euro, falls mal was kaputt geht, die Waschmaschine oder so!"*

Antwort: Frau Meiser ist vermutlich ein Mitglied der ....

7. Drei Männer unterhalten sich. Jeder orientiert sich an einem bestimmten Modell des Alters (kalendarisches Alter, biologisches Alter, soziales Alter). Ordnen Sie den drei Herren den jeweils zugrunde liegenden Altersbegriff zu!

Herr Rot: *Meine Tochter möchte, dass ich meinen Führerschein abgebe.*

Herr Grün: *Naja gut, im Alter ist es sicherlich so, dass man nicht mehr so gut sieht. Man kriegt alles nicht mehr so gut mit, der Körper baut eben ab. Die Reaktionsgeschwindigkeit lässt nach.*

Herr Rot: *Das ist mir auch klar. Aber für den Stadtverkehr reicht es noch allemal. Wenn du kein Auto mehr hast, bist du nichts mehr. Du wirst nicht mehr als vollwertig wahrgenommen.*

Herr Weiss: *Also ich persönlich finde es am besten, wenn man eine Altersgrenze einführt. Dass man sagt: Du bist 65 Jahre. Wenn du den Schein behalten willst, musst du zum Gesundheits-Check. Dann weiß jeder, wie er dran ist.*

Herr Rot orientiert sich am Begriff des ….. Alters.

Herr Grün orientiert sich eher am Begriff des …... Alters.

Herr Weiss argumentiert in Begriffen des ….. Alters.

8. Die Debatte über Altersbilder in der Werbung hat auch den Bundestag erreicht. Die Abgeordnete Renate Diemers (CDU/ CSU) kritisierte, dass ältere
Personen fast nie als ganz normale Leute dargestellt werden. „Stattdessen sind
sie offenbar die Lachnummer der Nation", sagte sie. In welchen Rollen werden Ältere auf den folgenden Bildern dargestellt?

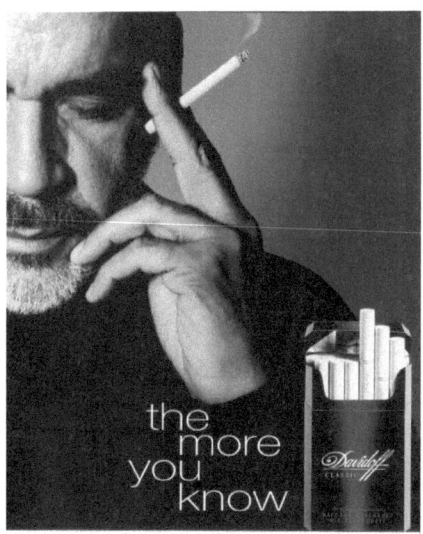

the
more
you
know

Davidoff
CLASSIC

Die EG-Gesundheitsminister: Rauchen gefährdet die Gesundheit. Der Rauch einer Cigarette dieser
Marke enthält 0,9 mg Nikotin und 12 mg Kondensat (Teer). (Durchschnittswerte nach ISO.)

a) Der ältere Herr als …...............................

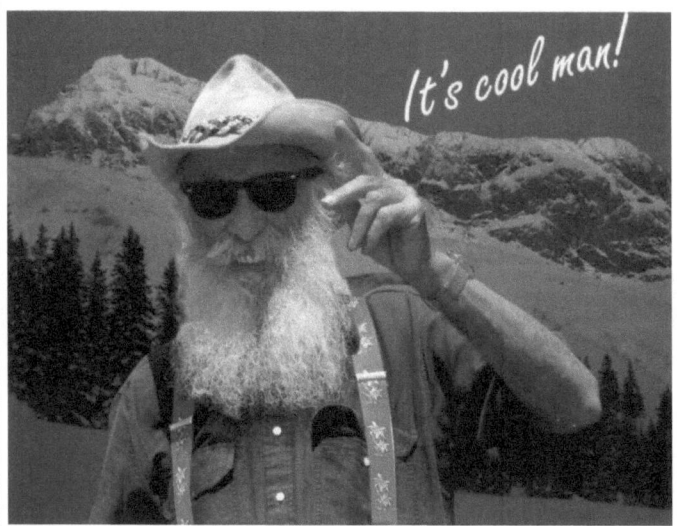

b) Der alte Mensch als ....

9. In einem Werbespot von Mercedes wird eine kleine Geschichte erzählt. Es beginnt mit einer Szene aus den 1970er Jahren. Ein Junge fragt seinen Vater, ob er den Wagen fahren darf. Antwort: „Nein, dazu bist du zu jung". Die Geschichte endet in der Gegenwart. Der Sohn, inzwischen erwachsen, hat das neueste Modell von Mercedes. Der Vater – inzwischen Ende 60 – möchte den Wagen auch gern fahren, bekommt aber die Antwort: „Dazu bist du zu alt". Was macht diese Werbung so altersfeindlich?

....

....

....

....

....

....

10. Ältere Menschen kritisieren, dass sie von den Ärzten oft nicht ernst genommen werden. Tatsächlich beginnen die Probleme meist schon bei der Arzt/Patienten-Kommunikation. Was sind die häufigsten Fehler? Ergänzen Sie die Sätze:

Ältere Patienten sind oft multimorbid. Kein Wunder, dass die Beschreibung ihrer Probleme oft komplizierter ausfällt als bei einem jungen Menschen. Ärzte sollten hierfür Verständnis haben. Auf keinen Fall sollte der Arzt

....

....

Wenn ein Arzt im Beisein jüngerer Menschen mit dem älteren Menschen spricht, wird oft der folgende Fehler gemacht: Der Arzt

....

....

11. Die Gründern der Palliativbewegung Cicely Saunders sagte: „Die Deutschen haben immer noch diese Morphiumphobie". Die Aussage bezieht sich auf die Altersbilder von Ärzten. Was ist damit gemeint? Antwort:

....

....

12. Religion wird oft als wichtige „psychische Ressource" des Alters bezeichnet. Nennen Sie drei Argumente für die positive Wirkung von Religion:

....

....

....

....

....

....

13. In welcher der Weltreligionen wird das Alter als eine spezielle Lebensphase beschrieben, in der es darum geht, alle weltlichen Bindungen zu lösen, das Leben eines Bettelmönchs („Sannyasin") zu führen und sich in der Kunst des Loslassens zu üben? Zutreffendes bitte ankreuzen.

☐ Christentum

☐ Islam

☐ Hinduismus

☐ Judentum

14. Das Christentum wird oft als Religion der „Altersirrelevanz" und der „Altersskepsis" bezeichnet. Was heißt das? Ergänzen Sie den folgenden Satz:

Die Weisheit ist aus christlicher Sicht nicht bei den ....

(egal ob jung oder alt), sondern sie ist bei ....

15. Auch im Arbeitsleben gibt es das Phänomen, dass Altersbilder reale Auswirkungen haben. Ergänzen Sie die folgenden Sätze:

Wenn ein Vorgesetzter ein eher negatives Altersbild hat, dann wird er seinen älteren Mitarbeitern keine .... mehr übertragen. Bei den Mitarbeitern kann der Mangel an Herausforderungen auf die Dauer dazu führen, dass ihre .... verkümmern.

16. Soziologen, die sich mit dem Alter als Lebensphase beschäftigen, haben den Begriff der „Entberuflichung des Alters" geprägt. Was ist damit gemeint? Zutreffendes bitte ankreuzen.

☐ In der Altenpflege gibt es einen Mangel an qualifizierten Personen, die die Pflege nicht nur als Job, sondern als Beruf (oder Berufung) betrachten.

☐ Die Zeit nach dem Austritt aus dem Berufsleben wird von vielen Menschen nicht mehr als „Restzeit" betrachtet. Die Lebensphase nach dem Beruf ist heute eine eigenständige Lebensphase, auf die die Menschen sich freuen und für die sie Pläne machen.

17. So mancher Arbeiter ist nach 40 Jahren am Fließband (oder in anderen aufreibenden Bereichen) in einer Verfassung, die eigentlich eher dem Körper eines sehr viel älteren Menschen entspricht. Wie heißt der Fachbegriff für dieses Phänomen?

.............-bedingtes Vor........................ .

18. Nennen Sie drei wichtige Problemfelder der Seniorenpolitik:

- ....

- ....

- ....

19. In der Gerontologie unterscheidet man zwei Formen der Intelligenz, nämlich die „fluide" und die „kristalline" Intelligenz eines Menschen. In welchen Berufen braucht man eher das eine, in welchen Berufen eher das andere?

Deutschlehrer   *Rennfahrer*

Architekt   *Pilot*

Richter   *Leistungssportler*

der Schwerpunkt liegt bei der

.... Intelligenz   .... Intelligenz

20. Der ehemalige Bundespräsident Roman Herzog sieht große Probleme im Verhältnis zwischen Alt und Jung: „Die Älteren werden immer mehr, und alle Parteien nehmen überproportional Rücksicht auf sie. Das könnte in die Richtung gehen, dass die Älteren die Jüngeren ausplündern". Was halten Sie davon? Gibt es tatsächlich die Gefahr einer Ausplünderung der Jungen durch die Alten? Begründen Sie Ihre Meinung.

....

....

....

....

....

....

....

....

21. Lesen Sie den Text und entscheiden Sie an den einzelnen Textstellen, ob eine Form von Altersdiskriminierung vorliegt.

Handelt es sich hier um Altersdiskriminierung?

☐ ja   ☐ nein   *Als Herr Löwe 50 wurde, hat er sein Alter noch mit Humor betrachtet. „Du kriegst einen Bauch", sagte seine Frau. „Und du machst so komische Geräusche. Deine Gelenke knacken. Und du keuchst, wenn Du die Treppe hoch steigst". Herr Löwe fand das nicht so schlimm. Er erzählte überall in seinem Bekanntenkreis: „Ich bin jetzt in dem Alter, wo man Geräusche macht".*

☐ ja   ☐ nein   *Mit Mitte 50 wurde ihm mitgeteilt, dass sein Arbeitsvertrag nicht verlängert werden würde. „Sie wissen ja, als Versicherungsmathematiker ist man in Ihrem Alter nicht mehr so leistungsfähig wie ein 30jähriger", sagte sein Chef. „Sie können versuchen, dagegen zu klagen", hieß es noch. Aber eine Klage war aussichtslos, denn rechtlich hat niemand einen Anspruch darauf, dass ein befristeter Arbeitsvertrag verlängert wird.*

☐ ja   ☐ nein   *Zwei Jahre später sagte sein Frau: „Ich habe da jemand kennen gelernt". Kurz darauf trennte sie sich von ihm. Und natürlich war der andere attraktiver, erfolgreicher und jünger als er. Auch seine Kinder wandten sich von ihm ab. Als allein lebender älterer Herr war er offenbar nicht mehr besonders interessant, selbst für die eigenen Kinder nicht.*

☐ ja ☐ nein *Herr Löwe spürte, dass es mit ihm bergab ging, als er einen Schlaganfall erlitt. Eigentlich hatte er gedacht, dass sein Hausarzt (und die verbliebenen Freunde) ihm nun Vorwürfe wegen seines ungesunden Lebensstils machen würden, aber alle schienen ihn mit großer Nachsicht zu behandeln. „Ach Gott", sagte der Arzt, „Sie sind jetzt Anfang 70, da können Sie genauso gut weiter rauchen. Und ein kleiner Schnaps ab und zu hat auch noch keinem geschadet!"*

☐ ja ☐ nein *Herr Löwe hatte durch seinen Schlaganfall Sprachprobleme und auch Probleme beim Gehen. Er hätte gern Logopädie oder einen Aufenthalt in einer Reha-Einrichtung bezahlt bekommen. Der Arzt sagte aber: „Dieser Antrag geht niemals durch! Die Chancen, dass die Folgen des Schlaganfalls geheilt werden können, sind gleich Null!".*

☐ ja ☐ nein *Als Herr Löwe eines Tages unter Alkoholeinfluss einen schweren Autounfall verursachte, wurde ihm auch noch sein Führerschein abgenommen. „Was bin ich denn jetzt noch?" fragte er, „ich habe nicht einmal mehr ein Auto. Als alter Mensch ist man in dieser Gesellschaft nichts mehr wert".*

21. Falls Sie an einer oder an mehreren Stellen im obigen Text mit „nein" geantwortet haben, begründen Sie nun bitte, weshalb es sich Ihrer Meinung nach an dieser Stelle (oder diesen Stellen) nicht um Altersdiskriminierung handelt.

....

....

....

....

....

....

....

....

....

....

10. Literaturverzeichnis

Alber, Jens und Martin Schönkopf (1999): Seniorenpolitik. Die soziale Lage älterer Menschen in Deutschland und Europa. Verlag Fakultas

Baier, Karl und Franz Wimmer (Hrsg.) (2013): Altern in den Religionen. Lit-Verlag

Biermann, Ursula (2009): Der Alte stirbt doch sowieso. Der alltägliche Skandal im Medizinbetrieb. Herder Verlag

BMFSFJ (2010): Altersbilder in der Gesellschaft. 6. Altenbericht der Bundesregierung (Bundesministerium für Familie, Senioren, Frauen und Jugend)

Boos, Linda (2013): Grau oder großartig? Die kommerzielle Inszenierung von Alter(n): Altersbilder und Identifikationsangebote. Südwestdeutscher Verlag für Hochschulschriften

Brockmann, Hilke (2002):„Why is less money spent for the health care of the elderly than for the rest of the population? Health care rationing in German hospitals", in: Social Science and Medicine 2002, 55, S. 593-608

Bourdieu, Pierre (1982): Die feinen Unterschiede. Frankfurt am Main, Suhrkamp

Dangel, Bärbel; Bernd Kolleck und Johannes Korporal (2005): Rehabilitation Pflegebedürftiger. Konzept – Umsetzung – Ergebnisse. Elsevier

Berner, Frank; Judith Rossow und Klaus-Peter Schwitzer (Hrsg.) (2012): Altersbilder in der Wirtschaft, im Gesundheitswesen und in der pflegerischen Versorgung. Wiesbaden, VS Verlag

Berner, Frank; Judith Rossow und Klaus-Peter Schwitzer (Hrsg.) (2012): Individuelle und kulturelle Altersbilder. Wiesbaden, VS Verlag

Butler, Robert (1968): Ageism. Another form of bigotry. In: Gerontologist 9 S. 243-246

Frerichs, Frerich (1998): Älterwerden im Betrieb. Wiesbaden, Springer

Heimerl, Katharina und Andreas Heller (Hrsg.) (2001): Eine große Vision in kleinen Schritten. Aus Modellen der Hospiz- und Palliativbetreuung lernen. Lambertus Verlag

Köther, Ilka (Hrsg.) 2011: Altenpflege. Stuttgart, Thieme Verlag

Kunz, Ralph (2007): Religiöse Begleitung im Alter. TVZ Theologischer Verlag

Rosenmayr, Leopold (2007): Schöpferisch altern. Eine Philosophie des Lebens. Lit-Verlag

Rothermund, Klaus und Anne-Kathrin Mayer (2009): Altersdiskriminierung. Erscheinungsformen, Erklärungen und Interventionsansätze. Kohlhammer

Sachweh, Svenja (2000): „Schätzle hinsitze!" Kommunikation in der Altenpflege. Verlag Peter Lang

Schroeder, Wolfgang; Bettina Munimus und Diana Rüdt (2010): Seniorenpolitik im Wandel. Campus, Frankfurt

Seyfried, Brigitte (Hrsg.) (2011): Ältere Beschäftigte: Zu jung, um alt zu sein. BIBB Bundesinstitut für Berufsbildung

Sperling, Uwe (2004): Religiosität und Spiritualität im Alter. In: Kruse, Andreas und Mike Martin (Hrsg.), Enzyklopädie der Gerontologie, Bern, S. 627-642

Wedell, Marion (1993): „Nur Allah weiß, was aus mir wird". Alter, Familie und außer-familiäre Unterstützung aus der Sicht älterer Türkinnen und Türken. IKO Verlag

Bildnachweise:

„Bete mit mir", Plakat der Evangelischen Kirche Niedersachsen und der Diakonischen Werke, 2003, Quelle: http: //www.diakonie.de/media/ MbU-2009-Alter-dautzenberg-800.jpg (letzter Zugriff 4.11.2016)

„It's cool man". Werbespot der Schokoladenmarke Milka aus den 1990ern. Quelle: https://www.youtube.com/watch?v=L9X2XOkY-XE (letzter Zugriff am 4.11.2016)

„The more you know". Werbeanzeige der Firma Reemtsma Cigarettenfabriken GmbH für die Zigarettenmarke Davidoff 1998. Quelle: http:// www.reemtsma.com/index.php/component/phocagallery/ category /9-werbemotive.de (letzter Zugriff am 4.11.2016)

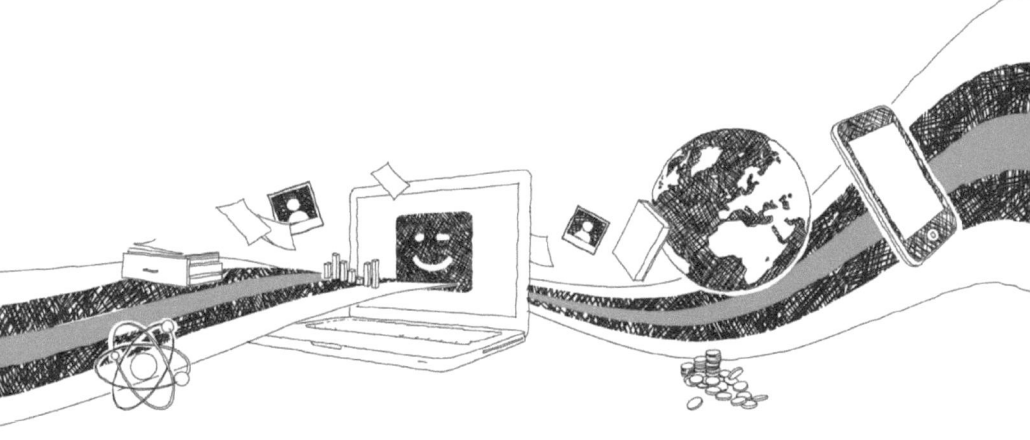
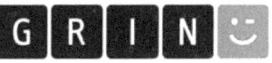